ROBUSTESSE

Construire un monde moins fragile

ISBN-13: 978-1978149649
ISBN-10: 1978149646

Note au lecteur

Cet ouvrage contient les opinions et les idées de l'auteur. Le but de ce livre est de présenter des perspectives utiles et informatives sur les sujets traités. Il ne constitue en aucun cas un conseil médical ou service de santé. Le lecteur doit consulter son médecin et autres professionnels compétents avant d'adopter toute suggestion contenue dans ce livre. Le lecteur demeure seul responsable des dommages et préjudices, directs ou indirects, matériels ou immatériels dès lors qu'ils auraient pour cause, fondement ou origine un usage du livre par lui-même ou par toute personne autorisée par lui à l'utiliser.

Je dédie cet ouvrage à ma famille, mes amis, et aux enthousiastes de la vie.

SOMMAIRE

Autobiographie de l'enfant

J'ai failli perdre la vie à l'âge de 7 ans. Là, mes parents et un chirurgien que je n'ai jamais revu me ramenèrent à la vie.

Notre famille, du côté de mon père, est originaire de Provence. Mon père a commencé à travailler très jeune, n'ayant pas fait d'études universitaires. Dès mon très jeune âge il a voulu m'enseigner la valeur du travail, la valeur des études pour une carrière professionnelle, tant cela lui avait manqué. Il ne voulait pas que son fils grandisse sans ce prérequis et il aurait souhaité que ses parents l'encouragent, le forcent s'il le fallait, à faire ce choix. L'enfance nous marque tous. Période formatrice, nous découvrons le monde. Mon père me raconta souvent son enfance pour que je puisse comprendre qui il est, ce qu'il a vécu, d'où je viens. Son père Jean, mon grand-père paternel, travaillait dans la gendarmerie, et la famille vécut dans plusieurs villages de Provence au fil des affectations et des mutations professionnelles. Sa mère tomba malade d'un cancer terminal alors qu'il n'avait pas 18 ans. Il veilla des semaines à son chevet dormant sur une chaise longue. Sa sœur tomba aussi malade très jeune et perdit la vie subitement, il se retrouva avec son père veuf, seul enfant restant. Peut-être est-ce cette confrontation avec cette dureté qui lui donna la force d'exister comme il le fit, comme il le fait encore aujourd'hui.

On peut élever un enfant en évitant de nombreux sujets. Il n'y avait pas de tabou avec lui. Je pouvais tout lui demander, même n'étant pas en âge de comprendre la réponse, il me parlait comme on parle à un adulte. Très tôt il m'expliqua que j'étais un enfant voulu. Petit, j'en comprenais le sens grammatical, mais pas la puissance du message. Il était souvent dur avec moi, punitif, au point qu'un enfant peut craindre un père. Nous allions chez des amis, au moment de servir l'apéritif il n'était pas question de boire trop vite, de manger trop vite, là où d'autres parents souriaient quand leurs enfants se ruaient sur la nourriture. Il fallait mettre les deux mains sur la table pendant le repas. Pas de main dessous, pas de position avachie, pas de coude. En soi cela n'est que coutume, manger avec le coude sur la table ne fait de mal à personne. Mais dans un contexte culturel cela communique le souci de l'autre, le respect. Par ce qui fut parfois un apprentissage douloureux, il me transmit un sens des valeurs.

Ce besoin de tenir une ligne éthique lui donna une grande force dans son travail. Il commença sa carrière stagiaire au bureau d'études de l'usine locale. Au retour du service militaire il réintégra l'usine en ouvrier manœuvre, à décroûter les cuves industrielles. Un travail extraordinairement difficile, risqué. Beaucoup de ces ouvriers tombèrent malades de cette exposition quotidienne et excessive aux produits chimiques. Ces postes requéraient aussi le rythme épuisant du travail aux « trois huit », 5h-13h, 13h-21h, 21h-5h selon les jours. Il se remit aux études quelques années plus tard et devint acheteur industriel, métier qui demande de dire non, aussi longtemps qu'il le faut avant de dire oui, de détecter les conflits d'intérêt, d'agir pour le bien de l'entreprise avant de le faire pour les bien des individus. Il put sortir de sa condition ouvrière par une grande capacité de travail et par cette droiture. Il aimait pousser cette notion jusqu'au bout. Un rapport de direction lui conseilla un jour, plus ou moins amicalement, de « ne pas se mettre en situation d'avoir raison devant tout le monde ». L'honnêteté a parfois un coût, celui où la carrière plafonne car un grand dirigeant lui explique qu'il est trop honnête, trop brut pour être un homme de quartier général, qu'une personnalité comme ça est réservée aux opérations commando.

La conduite automobile était une de ses passions. Il me raconta comment dans ses jeunes années il séduisait les filles en leur montrant comment prendre une courbe suffisamment rapide pour que la voiture soit quasiment sur deux roues dans le virage, ou les faire rire en passant devant la place principale à faible allure, assis sur le siège passager, sans conducteur. C'était l'époque où le trafic automobile était minime, on pouvait faire plus ou moins ce que l'on voulait, même étant le fils de l'adjudant de gendarmerie du village. J'ai appris à conduire grâce à mon père, il suffisait d'être dans la voiture pour ressentir les accélérations, les freinages, les trajectoires. Les situations « commando » se produisaient parfois pendant les trajets en voiture. Un jour de trafic dense à Paris, une explication avec un automobiliste déclencha une telle frustration que celui-ci sortit de sa voiture et se coucha devant la nôtre. Mon père, pour aller jusqu'au bout, débraya, puis fit bondir le soi-disant suicidaire en poussant sur l'accélérateur, faisant vrombir le moteur. Plus récemment un jeune homme tenta de lui prendre la place de parking et n'y arriva pas. En sortant de la voiture il se met en colère, puis sort un couteau. Mon père lui répond « *tu as besoin d'un couteau pour te battre ?* », calmement, sans bouger.

L'agresseur s'en alla. Tout était comme ça. J'ai grandi avec un père indestructible qui nous a toujours montré un exemple de courage.

Le courage d'agir sans avoir toute l'information, vivre libre, avoir le souci de l'autre, faire attention aux effets néfastes de la modernité : ce livre traite ces sujets, qui, sur le fond, sont le résultat de mes observations d'enfant guidées par les perspectives de mon père. Aujourd'hui il voit les gens avec le regard pointé sur un écran de téléphone portable, toute la journée. Il me dit qu'il se soucie de l'avenir des générations futures, esclaves d'un écran, de notifications, que l'être humain augmenté par la technologie doit commencer par ne pas tomber dans l'esclavagisme de la distraction. Nous vivons dans le siècle transitoire d'une industrialisation qui était au service de l'homme à un progrès qui doit conserver le rapport au réel, au tangible, à la relation charnelle au monde, au risque de se trouver connecté au digital et déconnecté du réel.

Là où la famille de mon père tire ses racines de la Catalogne, puis de Perpignan vers la Provence, la famille de ma mère est des Alpes du Nord et de la Sicile. Ma mère Mireille est née d'Ernestine, restauratrice, et de Jean, charpentier. Mes grands-pères paternels et maternels portaient le même prénom. Elle grandit dans une famille au père itinérant, souvent absent. Elle a souvent partagé le besoin de sa présence, le manque de sa présence. Ma grand-mère Ernestine éleva trois filles et un fils. Ses enfants – mes tantes et oncle, se rappellent de l'absence du père, du manque d'autorité dans leur jeunesse, du simple besoin de la présence chaleureuse du père qu'ils aimaient tant.

Ma mère était, et reste à ce jour, coiffeuse. Elle souhaite rester socialisée, soucieuse, une fois à la retraite, de s'ennuyer.

Le métier de la coiffure est très exigeant physiquement. On doit rester debout pendant de nombreuses heures, faire un travail de précision pour chaque client. Dans les villages et les petites villes c'est aussi un travail social. Les clients viennent pour se faire coiffer mais aussi discuter. On tisse une relation personnelle avec chacun de ses clients. Souvent, les sujets qui ont rapport à la santé deviennent les sujets de discussion, qu'ils soient reliés directement aux cheveux et à la santé des cheveux, ou à la santé en général. Ou peut-être est-ce que ma mère y porta un intérêt particulier. Mais lorsque je suis né, elle arrêta la profession pendant plusieurs années pour ne pas que j'aille en garderie.

Petit, ma santé était fragile. J'étais souvent malade : rhume, grippe, mauvaise digestion. Les médicaments que prescrivaient les médecins conventionnels ne fonctionnaient pas, cela avait tendance à empirer la situation. Elle décida d'arrêter ces traitements pour une médecine plus naturelle. Ce fut ma première exposition à la notion d'effets secondaires. On peut douter des effets de l'homéopathie qui ne contient pas d'ingrédient actif, parfois moins d'une molécule. Mais on ne peut douter des effets néfastes de certains produits comme les antibiotiques ou la cortisone, et on ne sait pas aujourd'hui où sont les doses néfastes. J'ai donc bénéficié grâce à elle d'une nourriture conservatrice, fraîche, saine, et d'une minimisation des produits chimiques. Mon père, qui connaissait bien ces derniers, comprenait.

J'ai aussi appris de ma mère l'ascétisme. Ne rien demander, ne rien vouloir, n'avoir besoin de rien, ne pas dépendre plus que nécessaire. Nous vivons dans une société de consommation, dans un système où l'on met le consommateur en état de manque. Cet apprentissage, dans mon cas, se fit dans le sens inverse. Ma mère a toujours tout donné, parfois trop. Enfant, j'avais carte blanche pour quasiment tout faire, une permissivité peut-être excessive qui contrebalançait la rigueur qu'exigeait mon père. Cet ascétisme allait tellement loin qu'elle eut un jour un accident : une voiture la faucha sur le bord de la route. Elle ne voulut rien demander, pas même un remboursement d'assurance pour frais médicaux, chose minime à laquelle elle avait droit. Mais elle était toujours là pour les autres quand cela était possible.

Jeune enfant, ma liberté commença sur le parking de l'immeuble où nous vivions. Les premiers souvenirs que j'en ai sont ceux de mères qui regardent leurs enfants depuis la fenêtre d'une chambre ou d'un balcon à l'étage. Pour nous, le parking n'était pas destiné aux voitures. Elles s'y trouvaient simplement là, au milieu de notre terrain de jeu. Jouer dans cette cour était une expérience semi protégée. Petit à petit, nous nous échappions dans les couloirs, entre les voitures, et dans les passages d'un immeuble à un autre, là où le regard bienveillant des parents disparaissait. Là, les enfants plus grands prenaient ce rôle. Je ne sais pas si c'était un endroit sûr, mais les parents le pensaient suffisamment pour nous laisser dehors.

Parfois la réalité rattrapait cette communauté où nous vivions. Un soir une ambulance arriva. La petite voisine âgée de deux ans, que ses parents avaient laissée seule pendant qu'ils étaient sortis, avait elle-même voulu sortir en sautant du balcon situé au premier étage. Un bras cassé, et par miracle une tête et un squelette intacts. Elle récupéra sa santé en quelques semaines. Quand nous n'étions pas dehors, il fallait s'occuper à l'intérieur. La facilité d'habiter dans un immeuble c'est de ne mettre qu'une minute pour aller chez quelqu'un. Nous jouions aux billes. Il y en avait de toutes les couleurs, de plusieurs tailles. Elles étaient faciles à transporter dans nos poches. Nous apprenions leur comportement et la technique adaptée selon qu'on les fasse rouler sur du parquet, de la moquette, des tuiles, ou du bois. Le bénéfice principal de consacrer du temps aux billes n'était pas vraiment de gagner. C'était avoir quelqu'un avec qui jouer, de ne pas être seul.

Pour briser la monotonie, mes parents décidèrent de prendre un chat. Un des collègues de mon père savait que dans un hangar d'usine se trouvaient des chats sauvages et en particulier des chatons. Mon père m'amena donc à ce hangar en quête d'un nouveau compagnon. Les chats se cachaient dans les recoins et dans la tuyauterie. Il nous vint une idée : l'un se mettait au bout du tuyau dans lequel le chat rentrait et l'autre du côté opposé avec un carton prêt à l'attraper. Les chatons passèrent et terminèrent dans la boîte. Le tour était joué. Mon père avait déjà un nom pour ce chat. Tous les chats de sa famille portent le même nom de chat en chat : Micouli. Ce chat a donc vécu avec nous pendant plusieurs années dans cet appartement au troisième étage avec juste un balcon pour exutoire. Aucune possibilité de s'échapper dans la nature. À l'âge de quatre ou cinq ans un de mes hobbies favori était de prendre les disques vinyles de mes parents, stockés au salon, et de m'en servir non pas pour écouter l'album mais comme disque roulant sur le sol. Ces œuvres collector traversaient la pièce en tournoyant, le chat à leurs trousses – chose amusante pour un enfant, et ma mère me laissant faire. Imaginez la réaction de mon père rentrant du travail en fin de journée, ouvrant la porte, voyant passer son album favori à travers le salon, le chat lui courant après.

La liberté dont je jouissais à la maison, je la trouvais petit à petit à l'école.

Une copine de classe et moi avions remarqué que les adultes s'embrassaient sur la bouche. Cela nous intriguait, alors nous avons fait ce que vous devinez. Dans la cour les enfants se moquaient de notre geste. Nous avions nous-mêmes trouvé ce bouche-à-bouche assez dégoûtant et suffisamment embarrassant pour ne pas recommencer. Mais nous nous étions bien amusés au passage. On prend vite le goût de l'amusement.

Pendant l'été, lorsque l'école était terminée, nous allions en Savoie rendre visite à la famille de ma mère. Ma grand-mère Ernestine habitait dans la ville de Saint-Jean de Maurienne. Le département de la Savoie, dans les Alpes, compte deux vallées, chacune tracée par une rivière. Au nord, la vallée de la Tarentaise comporte de modestes zones urbaines, des villages de montagne et des stations de ski. C'est la rivière de l'Isère qui commence dans ces montagnes et qui coule d'Est en Ouest jusqu'au fleuve du Rhône. Au sud de la Savoie c'est la rivière de l'Arc qui trace la vallée avec la fonte des neiges, et cette rivière de l'Arc tombe aussi dans le Rhône. Cette vallée du sud de la Savoie est appelée la Maurienne. C'est un passage vers l'Italie : le tunnel de Fréjus joue le rôle de transit entre la Maurienne et le pays voisin. Au-dessus de la vallée s'élèvent les montagnes, les alpages, et une vie avec une perspective alternative. Alternative au manque d'espace des villes, aux produits industriels, à la perte du rapport avec la nature.

Jusqu'au XXè siècle l'homme vécut en harmonie avec la nature. Dans ces montagnes, les vaches ont un habitat de soleil et d'eau pure qui descend des glaciers. Le monde humain et animal bénéficie d'un contact avec l'écosystème extérieur, les abeilles, les insectes, l'herbe fraîche, les fleurs, la pluie. Les animaux ont un enclos le soir servant d'abri pour se protéger du froid. Cette vie, d'un point de vue éthique, est incomparable à celle d'un bétail élevé dans un hangar industriel, les animaux serrés les uns contre les autres, mal nourris, sans soleil, sans l'expérience de ce qu'est l'existence dans la nature, de ce pourquoi les animaux sont faits. Évidemment la vie en montagne est dure. Elle est dure pour les animaux qui ne sont pas toujours protégés d'un prédateur. Elle peut être aussi dure pour le berger et ceux qui travaillent en montagne avec les rigueurs du climat, les contraintes physiques et la précarité d'un emploi plus rare que dans les zones urbaines.

Mes grands-parents maternels avaient une maison de campagne dans le village d'Albiez le Jeune. C'est la maison que mon grand-père charpentier avait construite pour sa famille. Ma grand-mère, restauratrice, tenait des cantines dans les Alpes de ville en ville, de village en village. Les ouvriers itinérants bâtissaient des usines, de nouveaux hameaux selon les besoins, ils vagabondaient au gré des projets de construction. Le restaurant de ma grand-mère se trouvait souvent à la croisée de ces chemins avec une clientèle éphémère. Cette maison que mon grand-père construisit en montagne, servit pour quelques années de cantine puis devint une maison de vacances où nous allions l'été. Là où en ville on apprend à vivre avec la foule et le bruit urbain, la campagne apportait autre chose. On apprend à vivre avec la présence d'insectes, et avec le manque de modernité : peu ou pas de télévision, et les services de téléphone, d'électricité et d'eau chaude étaient à peine naissants. Se positionner en arrière du progrès c'est remonter dans le temps. C'est voyager à travers les époques, retrouver une relation différente avec le monde. Toutes ces choses de la société actuelle que nous tenons comme acquises même en tant qu'enfant, n'existaient pas à Albiez à cette époque. Les adultes et les personnes âgées expliquaient aux enfants que depuis très longtemps l'homme, les animaux et la nature formaient un équilibre.

La maison était divisée en deux parties, gauche et droite. La partie gauche était habitable. En bas, une cuisine, une salle à manger avec une cheminée d'un côté et un poêle à feu dans l'autre pièce afin de produire suffisamment de chaleur. À l'étage se trouvaient les chambres, accessibles seulement par un escalier extérieur. Chaque soir nous sortions dans le froid, avec une lampe, vers la montée des escaliers. En ouvrant les portes on voyait parfois les yeux des animaux refléter la lumière de la lampe. Le silence quasi total de la campagne était brisé par le bruit de la faune nous entourant et parfois par de petits compagnons non invités qui traversaient la toiture ou se faufilaient derrière les murs. L'inconfort nocturne avant de s'endormir se dissipait sous des couvertures froides et épaisses qui se chauffaient peu à peu, et un sommeil profond qui était interrompu le matin par le chant du coq et la lumière naturelle du soleil perçant l'air pur et frais.

L'autre partie de la maison, à droite, était une grange. Cette grange accueillait autrefois quelques animaux. Depuis elle avait été utilisée comme aire de stockage, en particulier du bois de chauffage. Ce dernier était légèrement humide à l'extérieur mais sec à l'intérieur, ce qui le rendait utilisable pour brûler et produire de la chaleur. Ces bûches solides et épaisses, nous les coupions à la hache. Les adultes se prêtaient au jeu et j'observais leurs manœuvres avec intérêt. On me montra de plus près, et rapidement on me laissa pratiquer l'art de la hache seul dans la grange. Je n'étais pas conscient qu'une fausse manœuvre, que la hache manque la pièce à couper, pouvait me trancher le pied. On comprend le risque a posteriori, avec le recul. On repasse les évènements dans l'imagination. Mais sur le moment même, on est concentré. On n'a pas peur. On ne réfléchit pas à ce qui peut se produire sur l'instant.

Ma grand-mère Ernestine aimait la cuisine, la faire pour un petit contingent ou pour une armée. Pendant l'été les tables étaient pleines. Oncles, tantes, amis, enfants des amis, se joignaient à ces repas. Plutôt que de chaises, les tables étaient pourvues de bancs. L'avantage du banc c'est sa capacité variable. On peut, jusqu'à un certain point, compresser les convives pour que tout le monde tienne à table. Les déjeuners duraient deux, trois, quatre heures, se transformant en repas continu s'étendant jusqu'au dîner. Malgré ces tables parfois pleines, le village était petit, sans densité de population. On s'éloigne quelques mètres et on a de nouveau des paysages intacts de nature tout autour de soi. Chaque voiture s'entendait de loin, avec le bruit du moteur et des pneus aplatissant l'herbe haute, la terre et les pierres sur un chemin tout juste carrossable. Ma cousine Fabienne, qui habitait en ville à quelques kilomètres, montait parfois se joindre à nous les weekends avec son petit ami Jean-Luc. On pouvait reconnaître le son du moteur : avant même de les apercevoir je savais que c'était eux. Nous allions marcher dans les sentiers avec elle. Les montagnes offrent des panoramas. Vue sur les vallées, sur les pics, sur un horizon non linéaire. Certains jours je ramenais dans le sac à dos quelques pierres blanches, quartz, granite ou silex, les amassais dans une cagette dans la grange, à côté de la pile de bois. Après quelques jours de congés mon père devait repartir au travail à 4 heures de route de là.

Après son départ, ma mère, ma grand-mère et moi restions dans le chalet quelques jours supplémentaires. Les maisons de montagne sont comme celles des villes. Il y a toujours quelque chose qui casse et doit être réparé. Ce jour-là c'était un problème de tuyauterie. Ma grand-mère avait une amie d'à peu près son âge, Nézille, qui habitait Albiez toute l'année. Je n'ai jamais connu le nom de famille de Nézille. Nézille ceci, Nézille cela, les gens du village l'appelaient ainsi, il n'y en avait qu'une, à quoi bon l'usage du nom de famille quand on est si unique et reconnaissable dans ce microcosme ? Elle était une femme forte, qui n'avait peur de rien, ni des serpents, ni des nids de guêpes, ni des mots. Elle arriva quelques minutes plus tard chez nous, et après la salutation coutumière, elle se transforma en plombier avec détermination, concentration, et des « *bordel de bordel !* » lorsque la tuyauterie ne coopérait pas. Après deux ou trois exclamations supplémentaires, l'extraordinaire Nézille avait résolu le problème. Elle resta un moment à la maison à discuter avec ma grand-mère. Je notais une chose étrange. Alors que personne ne semblait savoir son nom de famille, elle au contraire appelait tous les gens autour d'elle par leur nom de famille ou en utilisant un titre. Ainsi, elle s'adressait à Ernestine avec « M'ame Rapazzini », sans exception. Quant à moi c'était « M'sieur Nicolas ». Il y a des gens qu'on croise pendant l'enfance ou l'âge adulte, qu'on connaît peu de temps, et qui pourtant laissent une trace en nous. Nézille me manque.

Tous les deux jours avant le coucher de soleil je montais vers le sommet du village. Germaine, une autre amie de ma grand-mère, avait une ferme, des vaches, des poules, et ainsi du lait et des œufs du jour. Il existe encore ces fermes, où les habitants peuvent se nourrir quasi exclusivement de leur production. L'été on cultive et on stocke les légumes, pommes de terre, carottes, qui durent une grande partie de l'hiver jusqu'à la récolte de l'année suivante. Une vie en symbiose avec les saisons, le local, qui demande une grande quantité de travail si l'on compare à la disponibilité immédiate au supermarché. La spécialisation du travail amène à un rapport différent avec l'environnement et la vie. Avant de quitter la maison, ma grand-mère me donnait un récipient pour le lait et une boite à œufs, tous deux vides. Du haut de mes 7 ans, le chemin vers la ferme comportait trois obstacles. D'abord la route principale à traverser. Il y avait à cet endroit suffisamment de visibilité et on entendait les véhicules arriver de loin. Le deuxième obstacle était les fils électriques qui entouraient chaque champ pour garder le bétail. Certains étaient électrifiés si la batterie qui les nourrissait était en état de fonctionnement, d'autres fils accomplissaient passivement leur rôle de dissuasion. Le bétail qui s'y était suffisamment frotté se pliait à la méthode Pavlov, et ne les touchait pas. Il en allait de même pour moi. On m'avait expliqué le choc possible, et je me rappelais avoir mis le doigt dans une prise de courant étant tout petit ; j'avais là aussi échappé à un accident grave. Je passais donc sous le fil électrique avec prudence. Le troisième et dernier obstacle n'était pas le moindre : le chien d'alpages, qui faisait office de chien de garde. Un jour où je me rendais à la ferme, le chien sentit mon approche avant même de m'apercevoir, et fonça droit dans ma direction, aboyant aussi fort qu'il pouvait. Je ne bougeai plus. La fermière vit cela et me dit de continuer à avancer comme si de rien n'était. Les attaques psychiques des aboiements sans contact physique continuèrent jusqu'à ce je me trouve proche de Germaine. En sa présence le chien se calma instantanément, quasi foudroyé, comme si on lui avait donné un tranquillisant. Nous allâmes à la grange où se trouvaient les vaches, les poules et les œufs. Il était tard, les animaux étaient rentrés. Sur le chemin du retour elle me conseilla pour la prochaine fois d'apporter un petit morceau de sucre pour le chien à chaque visite afin de tisser une relation. Paracelse l'avait noté : échanger la nourriture crée un lien d'amitié.

Petit à petit, à chaque visite le chien devenait de moins en moins méfiant, anticipant peut-être la récompense. Dressage neuronal pour moi : je prenais confiance. Dressage neuronal du chien : lui aussi. De cette ferme, perchée au sommet du village, la vue sur les montagnes s'étend sur 360 degrés. A l'est, le mont Cenis, Kasse Massion, le mont Emy, les Aiguille d'Arves. En face de la ferme une vallée s'étend et remonte vers une chaîne de montagne en panorama. On y aperçoit des villages parsemés, d'autres sommets dont un qui, vu d'Albiez le Jeune, ressemble à un géant endormi, et que les villageois nomment Gargantua. Au nord, on observe la colline du Pinet, avec au sommet la statue bleue et blanche d'une vierge qui étend les bras. Contrairement à Nézille, j'ai pu revoir Germaine très récemment. Elle vit toujours dans cette ferme. Rien ne s'est oublié de ces moments magiques.

Lorsque l'été tirait sur sa fin nous retournions à Aix : la ville, l'appartement, le parking où de nouveau j'allais jouer avec les enfants voisins, et Micouli, le chat domestique resté dans cet appartement, qui aurait aimé la montagne mais avait dû rester en espace clos aux bons soins de la voisine de palier. Chatte non castrée, vivant au troisième étage d'un immeuble, elle ne pouvait s'échapper dans son environnement naturel, vivre comme un chat est fait pour vivre : chasser, être chassé, vagabonder dans la nature, se reproduire. Mes parents confièrent finalement la chatte à mon oncle et tante qui habitaient à la campagne. Là, elle fit rapidement sa propre progéniture puis disparut à jamais, on ne sait où. Peut-être trouva-t-elle un hangar où vivre et s'abriter avec ses chatons, comme celui où nous l'avions trouvée toute jeune.

Mon père et un collègue venaient de démarrer une entreprise de machines à vendanger. Une aventure choisie après la fermeture de la société où ils travaillaient tous deux. Là où on cueillait les raisins à la main, un tracteur aménagé pour la tâche pouvait faire une récolte similaire grâce aux progrès techniques, de façon automatisée. La machine passe, secoue la vigne, le raisin tombe, on extrait les débris, les feuilles. Le démarchage demandait de nombreux déplacements. C'est dans le hangar de la société qui avait fermé ses portes, que nous étions allés adopter Micouli. Avec cette aventure entrepreneuriale mon père devait être souvent sur la route, absent. Vers 1983, le commerce devenait difficile avec une forte inflation, moins de croissance, des clients qui ne pouvaient plus payer alors que les factures ne manquaient pas d'arriver. La pression financière pesait sur mes parents, tous deux devaient travailler. Ma mère souhaitait rester à la maison, s'occuper de moi. Ils souhaitaient tous deux le même résultat : que la famille aille bien, que nous puissions tous les trois retrouver l'équilibre. Ces conversations n'étaient pas faciles.

Mes deux parents m'aimaient. Nous n'étions pas riches, vivions dans un appartement modeste, mais nous avions tout ce dont nous avions besoin. Suffisamment de sécurité. De quoi bien manger, partir en vacances de temps en temps, acheter quelques jouets. Mais ce qui me faisait de la peine c'est que mes parents se disputaient souvent. Trop. Je sais maintenant que cela fait partie d'une vie de famille, et que donc tous les enfants voient leurs parents en conflit de temps à autre. Je n'arrivais pas à m'isoler, à sortir de cette tension et ma mère le percevait. De temps à autre, je souffrais de maux d'estomac. On m'amenait chez le docteur qui m'auscultait et ne trouvait rien de problématique. C'est là toute la délicatesse d'être docteur : examiner jusqu'à trouver des problèmes qui n'existent pas, ou laisser faire, évitant les effets secondaires, le surtraitement, et peut-être manquer vraiment un problème. Quelques jours plus tard j'allais mieux.

Puis un jour la douleur revint violemment. Le ventre en feu, à hurler. Nous ne sommes pas allés chez le docteur ce jour-là. C'est une ambulance qu'ils ont appelée en urgence. Quelques minutes plus tard le camion arrive. On m'y transporte, allongé, à travers le parking de l'immeuble où les enfants et adultes se sont rassemblés. Je les regarde me regarder. L'ambulance se ferme. La dernière image dont je me rappelle est celle du couloir de l'hôpital. Je vois le plafond, allongé sur un lit roulant qui se dirige vers la table opératoire. Une infirmière me donne un gaz somnifère.

J'aurais perdu connaissance de douleur sans ce gaz. Cette fois-ci le diagnostic était certain, péritonite. La péritonite est une complication d'une appendicite dont l'inflammation s'étend dans le ventre, avec un taux de mortalité supérieur à

90% quand elle n'est pas opérée à temps. On m'ouvre le ventre au centre de haut en bas, sur chaque côté. Ce livre parle de science, de médecine, sans elle je ne serais pas là pour écrire ces lignes. Comme beaucoup d'entre nous je lui dois la vie, une vie qui faillit ne pas dépasser dix ans.

Après l'opération, quelques jours plus tard je pus sortir de l'hôpital et reprendre progressivement une activité normale.

Je continuais d'aller à l'école à Aix à temps plein, le lundi, mardi, jeudi et vendredi. Mercredi était jour de repos, nous finissions la semaine avec des cours le samedi matin. Tous les samedis à midi nous avions l'habitude de passer sur le marché, souvent prendre quelques légumes, un poulet rôti, partager un repas en famille, mangeant simplement, appréciant les choses simples. Un de ces samedis matin fut différent des autres. Ma mère, en général souriante, est tendue, stressée, je le vois sur son visage. « *Ta cousine Fabienne a eu un accident de voiture cette nuit. Elle ne va pas bien.* » On ne voulait pas me choquer. Je commençais à connaître les deux faces de la vie, les moments que l'on souhaite et ceux avec lesquels il faut faire. Ce n'est que le lendemain qu'elle m'apprit que Fabienne était décédée sur le coup. Elle perdit la vie avec son fiancé Jean-Luc, sur la route, avant d'atteindre ses 25 ans. Nous vivons à une époque où les accidents de la route constituent une grande partie des vies interrompues trop tôt. Ce n'était pas le cas avant, et dans quelques générations ce ne sera plus le cas : la technologie aura en grande partie résolu le problème. D'ici là c'est la réalité : la route est un des plus grands dangers. Elle frappe des millions de familles, à tous les âges de la vie.

Un autre été arrive. Nous partons avec ma mère pour des vacances en Savoie, comme de coutume chaque année. Cette fois-ci nous profitons de juillet, d'août. Vers la fin de la saison mon père demande quand nous rentrons à Aix, ma mère lui répond que nous ne rentrons pas. Le couple. Interaction entre deux individus, amicale, fusionnelle, on ne peut vivre l'un sans l'autre, qui parfois devient l'inverse, on souhaite ne plus vivre ensemble. Ma mère pensait que j'irais mieux en grandissant loin de mon père. Elle qui parfois avait du mal à prendre des décisions, en prit une catégorique. J'aurais aimé, comme tout enfant, que mes parents trouvent une volonté et un équilibre en restant ensemble. Le divorce n'est pas une chose qu'on fait à la légère, c'est ce qu'on décide en dernier recours. Mais c'était ainsi : ils n'étaient plus sur la même longueur d'onde. La famille dut passer par cette étape douloureuse pour rebâtir sa vie sur de nouvelles fondations. Mes parents furent capables de trouver celles-ci.

Mon père refit sa vie. Ma sœur Caroline, mon frère Matthieu et moi formons une tribu, une famille recomposée du côté de mon père. Ma mère et moi restons très proches. Contrairement à tous ceux qui l'encouragèrent à se remettre en couple elle ne le fit pas, se trouvant mieux seule. Je partage aujourd'hui mes vacances entre deux parents, deux destinations, deux mondes parallèles.

Nous restâmes à Saint Jean, emménageant chez ma grand-mère dans son appartement. Je repense aux difficultés que cette séparation a créé pour chacune des familles, les sacrifices qu'ils ont dû faire. Je repense à cette période transitoire pour mon père, qui nous aimait.

Une nouvelle vie extérieure et intérieure commença : les montagnes, la nature, et enfin suffisamment de maturité, à 8 ans, pour devenir indépendant là où je pouvais l'être. Je n'avais plus besoin d'être dans les jupes de ma mère. J'étais à l'aise avec le fait de me trouver seul en ville, seul en montagne, à l'école. Ordre ou chaos, vivons !

Nous résidions dans ces montagnes non plus en touristes d'été, mais en tant que locaux. Nous n'habitions plus en banlieue d'Aix mais au centre de Saint Jean, qui offrait plus de liberté à un enfant pour prendre son indépendance. Plus loin que le parking, c'était toute la ville, et petit à petit tous les sentiers des montagnes autour qui devenaient accessibles sans accompagnement. L'école locale, primaire puis collège Saint Joseph, se trouvaient à 5 minutes de marche de l'appartement. Cela me permettait de rentrer tous les midis pour déjeuner avant d'entamer la deuxième partie de la journée. Ouvrir la porte d'entrée de l'appartement de ma grand-mère constituait une expérience sensorielle, similaire à celle d'entrer dans un restaurant avec une cuisine ouverte sur la salle à manger. Les goûts, les saveurs se sentent immédiatement. Elle cuisinait presque tous les jours, été comme hiver, et les jours froids les vapeurs de la cuisine tapissaient les vitres par effet de condensation. Ses plats étaient simples, délicieux, et toujours prêts à l'heure pour que je puisse manger puis retourner à l'école pour la séance de l'après-midi. Ma mère travaillait dans un salon de coiffure à quelques pas de là.

Ernestine avait ses jours planifiés avec rigueur. Le matin elle se levait tôt pour aller faire les courses et acheter le journal quotidien contenant les pronostics des courses équestres du milieu d'après-midi. Les jours de semaine elle allait ensuite au bar local placer ses jeux, avant de rentrer et préparer le déjeuner. Les weekends, son ami, assureur de métier, venait se joindre à elle pour analyser sur quel cheval et quel jockey parier. L'assureur savait certainement que la probabilité d'un gain au fil du temps est petite pour le joueur et en faveur de la société de jeux. Ils ne jouaient pas pour gagner de l'argent, juste pour le plaisir, boire un café, être ensemble. Ernestine pourtant étudiait chaque course avec détail et avec une loupe pour être certaine de bien comprendre chaque pronostic du journal. Quand elle ne l'utilisait pas j'empruntais cette loupe pour une toute autre activité sur le balcon. Je prenais le journal de la veille, devenu inutile, et concentrais la lumière du soleil en un point minime qui brûlait le papier, invitant parfois mes amis d'école à découvrir les sciences physiques par expérimentation. Certains weekends, pour m'occuper et m'émanciper, Ernestine me donnait ses pronostics sur un petit bout de papier avec l'argent pour acheter le ticket, et m'envoyait au bar pour compléter la transaction. Je savais où aller. J'entrais dans le bar, seul, n'ayant pas 10 ans, et me dirigeais vers la caisse de loterie qui se trouvait dans le fond de l'établissement. J'y sentais l'alcool, la fumée de cigarette, une convivialité. Personne ne questionnait ma légitimité. Je ne fumais pas et ne buvais rien, et « Zonzoni » le caissier du bar savait que j'étais un messager, le porteur de ma grand-mère, qui lui avait expliqué. Il prenait le petit papier, l'argent, et me donnait en retour la monnaie et le ticket de jeu, me demandant comment allait la vie, l'école, et ce que pensait Ernestine des résultats de la veille. Il existe encore ces endroits où le bon sens commun permet à une société de vivre sans application stricte des lois, car on comprend le contexte, on sait qui est qui dans une petite ville. On responsabilise les gens, les enfants savent qu'on leur fait confiance, ils apprennent petit à petit à être adultes. Il me restait pourtant à apprendre en la matière.

Quatre ans passèrent à Saint Jean. Je travaillais peu à la maison, et me trouvais deuxième ou troisième de la classe, au regret de ma professeure principale qui pensait que je gâchais mes capacités. Pierre Favre lui, studieux, tenait toujours la première place. Un jour j'avais oublié ou négligé de faire un travail à la maison. Ni ma mère ni ma grand-mère ne me demandaient quelque compte si je faisais mes devoirs ou pas. A moi de me débrouiller. Comme tout enfant je laissais parfois la fainéantise prendre le dessus. La professeure explosa de colère. « *Nicolas tu ne fais pas ton travail ! Tu pourrais avoir de meilleures notes que Pierre si tu faisais un effort et tu jettes cette chance à la poubelle !* ». J'avais peut-être besoin d'un exutoire, d'un coach qui me tire l'oreille ou qui me donne un coup de pied au cul – pour mon bien, pas trop fort, et en m'expliquant. Ou peut-être seulement d'un parent attentif à ce que je sois attentif. Ma mère faisait du mieux qu'elle pouvait et en contrepartie du laxisme, j'étais libre et responsable du travail fait ou non fait. Mon père se trouvait à 300 kilomètres. J'enchainais les petits manques à suivre le train de l'autorité. La fille avec qui j'étais toujours assis en classe avait un caractère joueur. Nous plaisantions parfois trop, passant alors quelques minutes hors de la classe, juste tous les deux dans le couloir, ou bien - l'étape d'après moins agréable, dans le bureau du directeur de l'école. Faire des erreurs nous en enseigne les conséquences, pour nous-mêmes et pour les autres. On comprend par nos propres excès que nous ne sommes pas seuls. Ce jour-là nous dérangions toute la classe.

En fin de semaine mon père conduisait 4 heures pour venir passer un après-midi ensemble, puis repartait le jour même ou le lendemain de nouveau pour un long trajet sur la route, reprendre le travail sur Aix. Le reste du temps, nous discutions au téléphone. Il appelait souvent, et je compris bien plus tard à quel point il voulait garder le contact avec son fils. Quand on a 9 ans on comprend une partie de l'histoire. Quand on est adulte et qu'on a des enfants, qu'on devient parent, on comprend le reste.

De la même façon, il m'a fallu du temps pour comprendre ma mère, en particulier le souci qu'elle se faisait souvent pour un fils qui voulait découvrir la nature environnante et qui n'était pas tout à fait conscient des risques. Un ami de classe, John, était branché par les escapades en montagne. Nous préparions un sac à dos contenant eau et nourriture, et partions du matin au soir dès l'âge de 10 ans. Le chalet que nous avions à Albiez le Jeune était accessible depuis Saint Jean avec une ascension par sentier de quelques heures. Au début nous marchions dans la direction de la forêt, puis nous prenions nos vélos, des BMX faits pour la ville ou la piste, mais pas conçus pour rouler sur de la distance et des sentiers en forte pente. Pour aller à Albiez par la forêt nous prenions d'abord une route pendant quelques kilomètres qui nous amenait au pied de la montagne. A partir de cet endroit, nous ne pouvions plus pédaler. Il fallait pousser le vélo pas à pas dans une forêt dense et un sentier raide qui zigzaguait jusqu'à arriver vers le plateau du bas village. Dans la montée on rencontrait des sangliers, quelques cerfs, parfois un serpent. Nous arrivions enfin au chalet. Au printemps quelques plaques de neige décoraient le paysage. Nous mangions et nous reposions avant de repartir pour une descente aussi raide que l'était la montée. Une partie du sentier passait au flanc d'une falaise sans protection. Une maladresse, une seconde d'inattention, un frein qui lâche, le danger de tomber dans

500 mètres de vide était là. Nous roulions doucement, faisions très attention, et sur le moment n'avions pas peur. La peur est rétrospective quand on repense à un évènement plus tard, au calme. J'assurais à ma mère que nous étions prudents. Un jour, au retour d'Albiez, nous roulions avec John sur la route en descente légère, j'étais juste derrière lui. Soudain sa roue avant se vrille en une seconde, ce qui l'éjecte du vélo. Il atterrit sur le sol en se roulant comme une boule, mains sur sa tête pour se protéger des impacts. Après quelques secondes il se relève avec quelques égratignures, rien de plus. Nous ne portions pas de casque. Au retour à la maison nous racontions notre journée à nos parents. Imaginez leur réaction.

A l'âge de 12 ans, nous devons partir de Saint Jean. Mon oncle René se sépara de sa compagne, et, n'ayant pas d'autre solution, vint emménager lui aussi chez ma grand-mère. Initialement c'était pour une période de quelques jours, une sorte de transition. Mais il résida dans l'appartement de ma grand-mère, sa mère, plus de 30 ans, jusqu'à la fin de sa vie. Malgré la générosité infinie d'Ernestine de nous accueillir tous les trois chez elle, l'appartement à deux chambres, n'était pas vivable à quatre. Nous partons donc pour la Provence, pas pour Aix mais pour un village près de Sisteron. Changer de domicile ouvre de nouveaux horizons. C'est aussi désorientant quand on grandit. On change d'école en milieu d'année. On se demande d'où on est. Qu'est ce qui nous définit ? J'étais en paix avec moi-même et avec mes parents, qui eux aussi étaient désormais en paix, éloignés. Mais la question « d'où es-tu ? » était plus difficile. D'une petite ville au nord de Paris où je suis né mais où nous ne sommes restés que quelques semaines ? D'Aix, où remontent les premiers souvenirs conscients ? De Saint Jean et d'Albiez, avec tant de souvenirs ? Ou bien de Sisteron ? C'est là que je passerai les 6 prochaines années jusqu'à l'âge de 18 ans, la dernière année du lycée.

Ma mère et moi aurions peut-être pu nous en sortir seuls, ce n'était pas chose sûre. Être une mère seule, qui souhaite rester célibataire, élever un enfant sans aide, c'est mettre la barre très haut. Tel était son souhait.

Mon père et sa deuxième épouse Monique aidèrent financièrement à la montée du nouveau salon de coiffure de ma mère. Nous avions des membres de la famille qui nous ont également aidé : mon oncle, ma tante, Gérard et Roseline, un autre oncle et tante, Gilbert et Eliane. A chaque panne de gaz, d'électricité, plutôt que de payer un professionnel Gérard venait nous dépanner. Avec le changement d'école en milieu d'année dû au déménagement et un programme scolaire conséquent il devenait plus difficile de rester bon en sciences. J'allais voir Roseline chaque mercredi en vélo dans le village voisin, à 7 kilomètres. Elle était ingénieur et expliquait à ses enfants et moi – nous avions le même âge – les mathématiques, la chimie, les sciences physiques. Elle relisait d'abord les théories dans notre livre de cours, se rappelait les raisonnements, puis nous les expliquait. Mes grands-parents paternels habitaient à proximité. Les samedis matin je me levais tôt pour me rendre à 9 heures exactes chez mon grand-père. Pendant que ma mère travaillait, il me conduisait au supermarché afin d'acheter des provisions pour la semaine à venir. Nous n'avions pas de voiture.

La Provence est un terrain aride, empli de sentiers, de fleurs de lavande, de thym, de romarin sauvage, de senteurs et de couleurs uniques. C'est dans cette région qu'a débuté en

France une nouvelle forme de cyclisme, le vélo tout terrain. Je m'y suis mis. Passer d'un petit vélo de BMX à un VTT permit une couverture beaucoup plus importante des régions en parcourant les distances plus efficacement. Je me liai d'amitié avec le marchand de vélo du village et rejoignis le club cycliste qui se trouvait à Saint-Auban. Le club tenu par Albert « Bébert » Moliné avait la possibilité d'utiliser un fourgon d'usine prêté à chaque weekend. Nous stockions les vélos puis nous rentrions nous asseoir dans ce fourgon, là où il y avait de la place, visitant chaque weekend un endroit différent de la région. En semaine je roulais parfois seul, parfois avec Philippe le marchand de vélo, parfois avec un ami de classe.

Un de ces amis, Guillaume Verney, allait au même lycée que moi. Il était rare de rencontrer un jeune sportif particulièrement doué, Guillaume faisait partie de cette catégorie. A l'exception de quelques adultes fort entraînés au club de Saint-Auban, parmi les jeunes, personne ne pouvait suivre Guillaume dans les ascensions. Il avait un ratio poids-puissance et un seuil d'endurance tel qu'il pouvait lâcher tout le monde. Ce n'était qu'une question de temps. Nous commencions les montées dans les montagnes, et comme dans tous les groupes cyclistes, on voyait quelques personnes ralentir à l'arrière. Un plus petit groupe continue. D'autres se font lâcher un peu plus tard, le groupe se rapetisse encore. Puis cela devient le contraire : les plus forts partent devant, se détachent du groupe, et à la fin il ne restait plus que Guillaume. Les adultes expérimentés notaient qu'il pédalait « rond », c'est-à-dire qu'il distribuait la force de façon régulière en pédalant à haute cadence, contrairement aux gros braquets où le cycliste pousse en écrasant alternativement chaque coup de pédalier, méthode pas ronde du tout, bien moins efficace.

Dans les descentes nous étions jeunes et donc nous étions fous. Alain Prost notait souvent qu'avec l'âge les pilotes de course ralentissent un tout petit peu, non pas par manque de capacités physiques, mais par l'instinct de conservation qui s'éveille. Au fil des années on perçoit le risque de façon différente. A nos âges adolescents notre instinct de conservation était encore peu développé. C'est le goût de chercher la limite, la seconde de moins par minute. Un vélo tient en équilibre dans la mesure où il a suffisamment d'adhérence au sol. La surface de contact avec le sol est bien moindre que celle d'une automobile, et bien moindre que celle du pied. En descente à 80 km/heure, on doit faire attention au goudron fondu, au gravier, à de toutes petites choses que le regard doit rapidement capturer. On voit aussi les dangers sur les bords, les falaises. Les organisateurs de certaines compétitions choisissaient des sentiers à flanc de montagne et flanc de ravin. On passe à toute vitesse. On doit garder l'œil dans la direction que l'on souhaite prendre. En jargon cycliste, on dit que là où l'œil se pose, la roue y va. Le sport n'est pas qu'une prise de risque. On arrive sur des points panoramiques. On passe dans des petits chemins étroits à travers les buissons, les herbes. L'odeur du thym, de toutes les plantes, se respire à pleins poumons. On retrouve les sensations fondamentales de nos ancêtres, perdues dans le monde moderne : les accélérations, la faim, la soif, l'adrénaline, les sens en éveil.

L'envie de vitesse persistait. Je trouvai dans la colline juste au-dessus du village un sentier rapide d'accès. En rentrant du lycée il y avait suffisamment de temps pour une escapade d'une demi-heure à une heure. Le parcours était simple : montée jusqu'au sommet puis descente par le côté opposé. Une partie de ce parcours devint une section de chronométrage, je mesurais le temps quasiment à chaque passage. L'avantage d'un terrain connu est qu'il permet d'expérimenter et de mesurer. On passe une fois. La suivante on change la trajectoire. On freine un peu plus tard. On augmente la vitesse sur les lignes droites. On fait aussi des erreurs en allant au-delà de sa limite. Un après-midi de chronométrage dans cette descente, un gain minime mais excessif de vitesse catapulta la roue arrière en l'air. Le problème c'est que le chemin virait tout de suite après la bosse, et me retrouvant sur la roue avant du vélo je continuai tout droit. Je percute un arbre par le guidon dont l'impact écrase ma main, tombe dans les buissons, et pour finir le vélo m'atterrit dessus. Une fois au sol, calme, silence et immobilité dans les bois. Je bouge un pied, un autre, les bras, je saigne un peu de partout mais la colonne vertébrale semblait intacte. Ouf. La main qui avait percuté l'arbre me faisait très mal. Je rentrai doucement jusqu'au village, arrivant ensanglanté au salon de coiffure de ma mère pour récupérer les clés de l'appartement. Je lui assurai que tout allait bien, juste quelques égratignures. Avec la douleur sur la main qui persiste, je consulte un docteur : il la manipule en tirant dessus, je blanchis au point qu'il doit me donner des claques pour que je reste conscient. Fracture de la main confirmée après une visite à l'hôpital. Le chirurgien qui me soigna me donna quelques mots d'encouragement : « *Tu pourras continuer à te servir de ta main, tant que tu ne veux pas devenir pianiste* ».

Le lycée Paul Arène de Sisteron accueillait les adolescents de la ville et des villages voisins. Dans les grandes agglomérations on trouve des stratifications d'écoles. Les élèves brillants vont aux écoles pour élèves brillants, les autres élèves vont où ils peuvent. Un lycée de zone rurale tend à rassembler tout le monde. Cela crée un grand écart entre les étudiants. Les professeurs doivent niveler leur enseignement pour que les bons puissent progresser d'une part, et pour que les moins bons puissent suivre et acquérir les connaissances de base d'autre part. Ça ralentit les élèves doués, ça met la pression sur les autres.

Mais il y a aussi un bénéfice à ne pas stratifier. Chaque tribu apprend de l'autre. Certains étudiants comprenaient les formules mathématiques tout de suite. Ils lisaient, apprenaient, puis pouvaient instantanément appliquer les théories sur exercices et problèmes concrets. D'autres, dont je faisais partie, avaient plus de mal. Un petit groupe se mit à une autre méthode que nous testions sur nous-même : la méthode bûcheron, qu'on appelle aussi force brute. Quand la théorie n'avait pas de sens, nous prenions les annales et autres exercices pratiques qui incluaient les solutions en fin de manuel, et nous les faisions un par un, répétant avec de petites variations et apprenant en faisant. Quand nous calions, ces exercices contenaient les réponses développées et expliquées. Chaque exercice nous rendait un peu plus compétents. Bien sûr cette méthode est imparfaite. Elle prend beaucoup plus de temps pour acquérir les connaissances, et au prochain sujet on se retrouve à devoir recommencer le processus, alors qu'un étudiant doué pour les mathématiques comprend tout de suite les permutations et variations possibles, donc n'a pas besoin d'apprendre de chaque cas particulier.

Les séances de sport comportaient aussi une grande variance dans les capacités des étudiants. Il fallait faire end-urance, vitesse et gymnastique. De la même façon qu'on nous poussait dans les disciplines intellectuelles, les enseignants nous poussaient à développer un corps qui va avec. Cela n'était pas tâche facile pour le professorat. Imaginez une séance de javelot où quelques étudiants en recherche d'eux-mêmes les projetaient sur leurs camarades, trouvant cela amusant. Cependant quand je vois la force physique et les capacités d'équilibre et d'endurance que ces séances de sport nous ont données, je pense que les professeurs de sport nous ont rendu un service immense : celui de développer nos corps à l'âge où on doit faire de l'exercice. Si cela ne se passe pas jeune, il devient plus difficile plus tard de calibrer sa physiologie pour l'effort. C'est l'âge où nous nous construisions. Les étudiants du Lycée Paul Arène doivent autant aux professeurs de sport qu'à ceux des disciplines classiques.

Nous eûmes une autre chance : la cantine nous nourrissait sur des budgets modestes, avec une nourriture saine : légumes, viandes, poissons cuisinés le matin même. On nous servait un vrai repas préparé avec des ingrédients non industriels. Seule exception, le dessert, qui devint un jeu, un exutoire. Sur la file de la cafétéria, nous avions droit de prendre un dessert, pas deux. Le jeu très peu intelligent auquel je participais parfois consistait à distraire la surveillante des desserts pour tenter d'en prendre deux sans qu'elle ne s'en aperçoive.

Passées les âneries de la cantine, certains cours servaient aussi de soupape. L'énergie que nous ne dépensions pas dans le sport se libérait pendant les cours d'allemand. Classe de 40 élèves amalgamés d'autres classes, souvent tenue en fin d'après-midi par des professeurs qui ne pouvaient pas canaliser le groupe. Ce cours représentait l'exutoire collectif de stress. Nous apprîmes peu, si ce n'est à ne pas être sérieux. Les professeurs de remplacement se succédèrent. Dès qu'un nouveau arrivait le bureau était placé à un millimètre du bord du piédestal. Le professeur arrive, regarde sa nouvelle classe, pose son sac. Badaboum le sac et le bureau d'une centaine de kilos avec. Les choses furent différentes le jour où une professeure décida que les choses se passeraient autrement. Pendant un test un étudiant prend son dictionnaire, évidemment interdit. Elle s'approche de lui, demande ce qu'il fait. « *Je pompe* », lui dit-il calmement. Son dictionnaire et sa trousse s'envolèrent contre le mur, elle l'éjecta de la classe. D'un coup, le cours repris une forme normale. Parfois l'autorité est la seule chose qui fonctionne. Grâce à elle nous apprîmes quelques mots, assez pour aborder les jeunes filles allemandes et autrichiennes qui venaient passer l'été en Provence et sur les plages de Méditerranée.

Le bac de français qu'on passe en fin de classe de première arrivait bientôt. Cela coïncidait avec les premières décisions d'orientation d'études et de filières. Que choisir ? Que faire de sa vie, professionnellement ? Tous les étudiants se posent cette question, qui ne trouve des réponses que plus tard, bien plus tard. Mais c'est là, à 17 ou 18 ans, qu'on fait les premiers choix. Guillaume faisait partie non seulement des cyclistes performants sur un vélo. Il faisait aussi partie des meilleurs étudiants du lycée. Âgé d'un an de plus que moi, nous discutions des choix d'études. Lui savait clairement ce qu'il souhaitait : intégrer la filière de biologie à l'université de Marseille dès septembre. Pour cela il suffisait d'avoir le bac, une formalité dans son cas. Il restait dans mon cas encore un an pour décider.

Quelques jours plus tard je reçois un appel téléphonique de mon ami de classe Willy. « *Nicolas ? C'est Willy. [silence]. Guillaume est mort* ». Nous nous étions vus quelques heures auparavant. Comment quelqu'un de si attentif, consciencieux, fort physiquement, perd la vie à l'âge de 18 ans ? On se trouve empli d'un sentiment d'incroyance. Guillaume, qui pouvait se sortir de toutes les situations, avait eu un accident de vélo juste à côté de chez lui, sur un carrefour qu'il connaissait parfaitement, la première intersection après sa maison. Combien de fois avions-nous pris des risques calculés ? Peut-on vivre sans prendre, naturellement, des risques calculés ? La réalité n'avait pas de sens. Je voulais parler à ses parents. J'allais souvent chez eux pour le chercher quand nous partions faire du vélo en semaine et en weekend. Je connaissais ses parents, son domicile. Je dus m'y rendre, ironiquement, en vélo, mon seul moyen de transport. Je me souviens du calme et du recul de son père en discutant avec lui « *Certaines choses arrivent et on ne peut pas faire marche arrière. Continue à faire du vélo. Ne laisse pas cela te paralyser.* ». Quelle force d'être capable de dire ça quand on vient de perdre son fils, si tôt. Je pense souvent à Guillaume. Les êtres chers disparus continuent de vivre en nous.

Comment vivre robuste et libre dans un monde fragile en constant changement ? Comment donner la force à chacun d'utiliser le temps, d'aimer les gens pendant qu'ils sont là, pendant que nous sommes là ?

Mon enfance ne fut ni la plus difficile ni la plus facile, comme pour la plupart d'entre nous.

A nous de construire avec ce que la chance nous a donné, de canaliser la puissance d'exister.

Chapitre 1

Trouver le signal dans un monde de bruit

Certains obstacles nous empêchent d'agir : la suranalyse, la timidité, la recherche de certitude. Nous vivons dans un monde ambigu et incertain. Dans le passé, nos ancêtres avaient du temps pour méditer, et déjà, dans ses lettres, le philosophe Sénèque remarquait que les gens passent leur temps à n'être pas à ce qu'ils font.

Aujourd'hui nous sommes bombardés par les notifications, les messages, les nécessités d'un quotidien prônant un mode de plus en plus réactif. La vie s'allonge en espérance de vie, mais se raccourcit en temps disponible. Ces stimuli encouragent l'instantané, la priorité au divertissement, la fuite de l'introspection. On passe à autre chose, on met un pansement. Le bruit se définit généralement comme un son indésirable, mais dans le monde moderne c'est ce dernier qui se propage le plus vite. C'est le bruit qui sait se faire désirer. Comment éviter cette déception ?

Outils d'une construction personnelle

Dans le contrat hédoniste, la volonté de puissance, au sens Nietzschéen, inclut la construction de nos désirs et de ceux d'autrui. Cela est parfois simple, pas de raison de compliquer les choses. Tout ce qui est en vie accomplit la volonté de puissance : un arbre qui s'enracine, une fleur qui perce le sol, un être qui grandit. D'autres fois cela passe par un apprentissage. La recherche du plaisir est intrinsèquement simple à comprendre. Cependant il ne faut pas qu'un plaisir engendre un plus grand déplaisir, cela donnerait un total négatif. Ainsi il faut parfois accepter un déplaisir immédiat pour éviter un plus grand déplaisir plus tard. La vie se pense dans sa globalité, pour nous, et dans notre rapport avec les autres.

Nous sommes réceptifs lorsque nous sommes à la recherche d'une information, d'un mode de vie, d'une conversation. Notre capacité à emmagasiner, à accepter et utiliser la connaissance s'exprime grâce à l'envie. Ainsi, on se rappelle mieux ce qu'on a découvert par soi-même. La démarche personnelle de la construction de soi donne une énergie qui vient de l'intérieur. Elle ne nécessite pas la mise en place d'un système de contrôle des connaissances, de notations, ou un but lucratif. On fait les choses car elles nous intéressent, ou par don, sans attente de contrepartie.

On apprend également tout au long de sa vie. Le lifelong learning, c'est une aptitude méta : une aptitude à continuer d'affiner son aptitude, vouloir apprendre, donner aux autres les outils pour décider par eux-mêmes, pour tirer leur propre conclusion. C'est là le but d'une institution qui souhaite éduquer. C'est aussi le but d'un parent. Non pas définir pour l'élève ou l'enfant ce qu'il doit penser, mais donner les outils pour qu'il pense par lui-même. A l'opposé du gavage de connaissances et de la non-responsabilisation, on permet à chacun de définir un référentiel, d'en comprendre les modalités de fonctionnement, de prendre des décisions. Dans un monde où l'on trouve de plus en plus de signaux contradictoires, une étude scientifique dit « va à gauche » l'autre défend « va à droite ». Le savoir, seul, ne guide pas. Apprendre sans boussole personnelle c'est le savoir qui mène au néant. Exister, c'est penser, décider, agir, de sa propre initiative. C'est choisir un camp.

Éliminer la paralysie par l'analyse

Comment progresser dans une activité ? Prenons l'exemple du sport. Il ne s'agit pas seulement de devenir plus fort, plus endurant, plus précis d'un point de vue physique. On regarde ce que les autres ont fait, comment ils ont bâti leur capacité à exceller dans la discipline. Certains sont naturellement doués. Ils ont un don génétique ou une prédisposition. On peut aussi n'avoir aucun de ces dons et en être conscient. Cela signifiera pour nous qu'il sera plus dur de performer à très haut niveau. Cela peut être décourageant pour celui qui n'est pas doué, qui ne réussit pas tout de suite. La comparaison aux autres ! N'est-ce pas une nécessité et en même temps une pratique néfaste, contreproductive ? Nécessité : comment apprendre seulement en théorie ? Comment apprendre sans observer, en observant autrui, faisant l'analyse de leurs méthodes par rapport aux nôtres ? Cela est le fondement du *techne* : l'apprentissage par la confrontation au réel. On apprend en se comparant, en pratiquant. On progresse en se comparant, en s'éduquant. Mais il faut savoir ne pas pousser la comparaison trop loin. Il est humain d'exiger que la performance arrive rapidement. On se met la pression, au point par exemple ne rien faire. La peur d'échouer, attendre trop de soi-même, attendre des choses qui ne sont pas nécessairement dans notre pouvoir. Léonard Cohen disait, « *si je savais d'où viennent les bonnes chansons j'irais là-bas plus souvent* ». Qu'il fasse une bonne chanson, tant mieux. Qu'il en fasse une moins bonne, tant pis. Peu importe. Une chanson, puis une autre, puis une autre encore. Il s'exprima. La physique, la chimie et les sciences exactes sont de rares domaines de précision où l'on peut reproduire des résultats. Le reste de notre existence on lance des balles. Lors ce qu'on se met trop de pression, lors ce qu'on se paralyse par l'analyse, c'est là qu'on se met nos propres bâtons dans les roues.

Jacques Brel écrit « *le monde sommeille par manque d'imprudence*[1] ». Il faut être tout et son contraire : étudier, vouloir progresser, mesurer ses progrès, travailler sur ses erreurs, et à l'inverse accepter le destin, vivre avec nos résultats, une fois qu'on a donné ce qu'on a. Ça peut paraître contradictoire d'être rationnel et irrationnel, un temps pour écouter un temps pour ne pas écouter, les deux opposés doivent arriver à travailler ensemble. Un comportement tourné vers l'action peut dépasser le risque bien plus pernicieux de la paralysie par l'analyse. Libérés de l'hyper rationalité stérile, nous existons.

Rendre l'ambiguïté confortable

On peut, après avoir suffisamment vécu, se dire que rien ne veut rien dire, que rien n'est certain, et que même les informations à

---

1 Jacques Brel, paroles de la chanson *Jojo*

notre disposition peuvent être erronées. Voici une philosophie pernicieuse : celle de ne rien croire, ne rien faire, ne rien aimer, sachant que tout ceci peut constituer une illusion. Nous vivons dans un monde moderne saturé d'informations, il est simple de trouver les contradictions de faits, les changements de certitudes. Pas besoin de se référer à une terre ronde ou plate. Les études sur les nourrissons portaient à croire qu'il valait mieux les laisser dormir sur le ventre, puis d'autres études ont contredit la pratique. Dormir sur le dos devint, jusqu'à nouvel ordre, plus sain. Il en alla de même pour l'huile de noix de coco. De nombreuses études montrèrent des bienfaits potentiels sur la santé, puis l'Association Américaine du Cœur publia une étude[2] où elle rappelle que l'huile de noix de coco contient essentiellement des graisses saturées contribuant aux maladies cardiovasculaires. Changement d'opinion publique à 180 degrés. Les sciences physiques, la chimie sont plus précises. Pourtant nous continuons d'apprendre. La théorie du Big Bang est la meilleure hypothèse sur les origines de l'univers. Nous savons désormais grâce non pas à une seule pièce à conviction mais à plusieurs indices indépendants supportant la théorie du Big Bang, que 13.8 milliards d'années nous séparent de cet évènement. Peut-être dans le futur nous découvrirons que l'univers existait avant ce Big Bang, qu'il fut précédé de quelque chose d'autre que le néant. D'ici là, nous vivons avec cette réalité ambiguë : avant cet évènement il pourrait avoir existé quelque chose, et avant ça, autre chose.

---

2   Dietary Fats and Cardiovascular Disease: A Presidential Advisory From the American Heart Association, http://circ.ahajournals.org/content/early/2017/06/15/CIR.0000000000000510, l'huile de noix de coco est citée dans l'article de recheche en format PDF sur ce lien.

La science sait vivre avec l'ambiguïté : elle pose des questions et ne fait pas de devinettes. Pour répondre à ces questions, il faut continuer d'observer la réalité et d'y trouver un sens. Le physicien Hubert Reeves décrit l'observation de l'univers comme un horizon. On peut dater ces observations jusqu'à un passé plus lointain de 14 milliard d'années. Cela ne veut pas dire que rien n'existe avant cette date. Cela signifie qu'on n'a pas d'outil, pas de données pour voir au-delà de cet horizon à l'heure où ce livre est écrit. On peut spéculer sur ce qui existe après l'horizon observable. Ce n'est plus le rôle de la science, qui s'arrête, en principe, aux faits mesurables.

On doit alors questionner la validité des informations quand on nous présente des informations de recherche médicale comme de la science. La consommation de sucre est parfois impliquée dans le gain de poids. Alors les chercheurs inventent des boissons à zéro calorie avec de l'aspartame et autres produits chimiques de substitution. Personne n'a aucune idée des effets à long terme de ces produits chimiques sur le corps après 10 ans, 50 ans, une vie de consommation. C'est seulement a posteriori, 50 ans plus tard, qu'on acquiert ces données. Dans un registre similaire j'ai commencé à acheter des ampoules de lampe LED, nouvelle technologie d'illumination qui consomme moins d'énergie que les lampes incandescentes. Le fabricant indique sur les boites une durée de vie de plus de 20 ans. Comme ces modèles ne se vendent pas depuis 20 ans comment le fabricant sait-il cela ? Il n'en a en réalité aucune idée. Culot et marketing manipulateur : je les achète pour une question d'énergie, pas de longévité. D'autant plus, j'observe que ces lampes cessent de fonctionner en quelques mois, donc échange au coût du fabricant.

Michel Onfray dit qu'on naît philosophe. Un enfant pose des questions. Au fil du temps nous perdons ce don de questionner. Les certitudes qui construisent d'un côté nous empêchent de douter de l'autre. Il faut trouver un équilibre, garder son esprit critique, rendre l'ambiguïté confortable.

Calibrer l'information

Les magazines qui rapportent les marchés financiers au quotidien font des prédictions. Dans le domaine des prédictions on trouve aussi l'horoscope : des informations assez précises pour avoir un sens, mais aussi floues pour qu'on puisse caser toute réalité dedans. "Poissons, quelqu'un vous apportera une surprise. Capricorne, vous arrivez dans une période de chance. Gémeaux, une rencontre se précise." Si vous aimez l'horoscope vous trouverez des parallèles dans la finance de marchés. Une entreprise est une équipe d'êtres humains qui créent et vendent des produits ou des services. L'adéquation et la demande pour ces produits et services varient avec le temps, la concurrence, et le prix que le marché est prêt à payer, tout cela fluctue de manière imprévisible. Il y a un effort qui est mis en œuvre pour pouvoir prédire ce futur économique.

Il est commun en finance de faire des analyses de courbes de marchés. On regarde un historique de prix sur quelques années et on identifie des tendances. Avec ces tendances, on trace un futur possible. Benoît Mandelbrot et Richard Hudson firent plusieurs expérimentations qu'ils documentèrent dans

Une Approche Fractale des Marchés, en anglais *The Misbehavior of Markets*[3]. Dans l'une d'elle les auteurs prennent un graphique d'une courbe de marché. Ensuite ils font générer des valeurs aléatoires par un ordinateur comme une pièce qu'on lance à pile ou face. Ils prennent ces données pour tracer une autre courbe. Sur 10.000 valeurs générées au hasard, ils montrent à quel point la courbe fictive ressemble à celle du marché financier réel. Que le marché des actions soit lié aux politiques de taux d'intérêt, oui. Les taux bas ont tendance à lever le prix des actions. Les taux forts ont un effet de gravité. Mais d'autres variables, plus aléatoires, font monter et descendre le prix des actions.

Une récession économique arrive de façon expliquée a posteriori. Si cela était possible les investisseurs anticiperaient la baisse des valorisations, entraînant la récession encore plus tôt. On n'anticipe pas le timing exact de ce qui la déclenche, mais une fois qu'elle est là les journaux trouvent les explications, comment cela devait arriver. Mais les variations journalières sont pour la plupart aléatoires. Trouver une explication logique pour laquelle une action ou une matière première monte ou descend de 2% par rapport à la veille, on tombe dans l'astrologie. Il n'y a pas rien à apprendre de l'économie ou de la finance. Il y a des choses à laisser. Calibrer l'information commence par un exercice de filtrage.

La calibration nécessite aussi un contexte. Prenons le sujet souvent débattu de la vaccination. Doit-on oui ou non vacciner ? Poser la question de cette manière c'est déjà orienter le débat en cherchant une réponse binaire. Soit le vaccin est

---

3   The Misbehavior of Markets, 2004, by Benoit Mandelbrot and Richard Hudson, Basic Books paperback edition. Pages 17-19

bon, il est bénéfique à la santé, soit il est néfaste. Le système immunitaire humain et animal est complexe. La médecine comprend de mieux en mieux les mécanismes, mais chaque personne réagit différemment aux substances environnantes. Ces substances, on les respire, boit, mange, on s'y expose par ondes magnétiques, électriques, on les injecte dans le corps. Pourquoi certaines personnes sont-elles allergiques plus que d'autres ? La molécule d'exposition est la même. C'est la réaction du système immunitaire qui diffère. On comprend donc que chaque personne ne réagit pas de la même façon aux vaccins.

Prenons ensuite la variable suivante, celle du temps. Notre système immunitaire n'est pas le même lorsque nous sommes un nouveau-né, lorsque nous avons 5 ans, devenons adulte, puis passons dans le troisième âge. L'effet d'un vaccin va changer au fil de notre évolution en tant qu'individu. Attraper la grippe quand on est adulte en bonne santé comporte moins de risques que lorsqu'on arrive à 90 ans. Se pose la question du risque par rapport à celle du bénéfice. En d'autres termes, quelle est la conséquence de la maladie si le risque se matérialise, sur soi et sur la société ? Contracter un virus c'est devenir porteur, donc vecteur de contagion. Une décision de vaccination c'est aussi penser aux autres. Lorsque la maladie qu'on souhaite éviter a peu de conséquences sur nous et sur les autres, la question du risque du vaccin se pose. Si le bénéfice est si minime, pourquoi jouer à la roulette russe avec un système immunitaire qui va devoir réagir aux substances du vaccin et s'adapter ? Ce changement immunitaire sera-t-il tel qu'on l'anticipe ?

Cela pose une question de plus. Vacciner une fois n'est pas la même chose que vacciner chaque année, toute une vie. On espace les doses dans le temps, cependant la quantité totale d'injections pousse chaque fois le système immunitaire à réagir. Les vaccins actuels ne comportent pas que des virus inactifs, on y trouve souvent des traces de métaux. Ces traces sont-elles infinitésimales et sans effet néfaste pour qui que ce soit ? La réponse tient-elle en considérant une vaccination dès l'âge de 15 ans pendant 50 ans, à cadence annuelle, 50 doses cumulatives ? Vacciner est une décision qui doit être personnelle, réfléchie en tenant compte des risques pour soi, pour les autres, comprendre le mécanisme et la fréquence de rappels, comprendre les ingrédients qu'on appelle parfois non-actifs, à tort ou à raison, que cette dose de vaccin contient.

Un journal qui dit *oui il faut vacciner tout le monde pour n'importe quoi* n'a pas de sens. À l'opposé, ceux qui sont catégoriquement contre le vaccin doivent réfléchir à la responsabilité collective de revenir vers une société où les virus tuent des enfants, des adultes, avec les moyens qu'on possède aujourd'hui de minimiser ces drames. Expliquer que dans beaucoup de domaines il n'y a pas de oui catégorique qui s'applique à tous, et pas de non catégorique, ce n'est pas de l'hésitation. Ce n'est pas de l'indécision. C'est que les décisions doivent se prendre au cas par cas, et qu'il n'y a pas de recette générique. Notre bien-être dépend de notre capacité à saisir le contexte, à aller au-delà des réponses binaires formatées pour une armée de clones que nous ne sommes pas.

Calibrer l'information c'est aussi la confronter au réel. Le problème des médias aujourd'hui c'est qu'ils amplifient n'importe quoi, dans la mesure où cela fait de l'audience, où c'est sensationnel. Récemment l'organisation mondiale pour la santé a lancé une alerte sur la consommation de viande, une des premières alertes d'un organisme officiel sur les conséquences néfastes de manger de la viande[4]. Les médias s'en font l'écho, comme si des années de recherche médicale antérieure ne l'avaient pas déjà indiqué. Mais avec l'OMS qui le dit, on le répète. Le petit bémol est que cette communication du risque, une fois de plus, fait l'omission de l'impact de la dose. On imagine bien que manger de la viande du matin au soir doit rendre malade. Un de mes amis et sa famille souhaitent être végans, ce qui peut avoir beaucoup de sens au niveau du bien-être et au niveau éthique. Mais c'est aussi difficile d'acquérir une alimentation complète avec ce mode de vie. En visite de routine chez le médecin une de ses filles se trouva diagnostiquée d'anémie après que son taux de fer dans le sang fut mesuré extrêmement bas. Il est possible de trouver du fer dans quelques aliments végétaux, les noix, les épinards, etc. Mais dans leur cas cela ne suffit pas. Le docteur recommanda un petit peu de viande de temps en temps.

On n'explique pas les causes possibles qui rendent la viande dangereuse à consommer. On peut en manger trop. On peut la faire griller, avec le noir, la graisse brûlée et oxydée que la science suspecte[5] également, indépendamment. Il existe également une différence encore non mesurée entre la viande "naturelle" d'une vache qui a vécu dans les montagnes, mangeant de l'herbe fraîche et non traitée, buvant de l'eau pure, ne recevant pas d'antibiotiques, avec la viande industrialisée. Je ne parle pas du traitement éthique des animaux. Mais les

---

4   http://www.who.int/mediacentre/news/statements/2015/pro-cessed-meat-cancer/en/

5   https://www.cancer.gov/about-cancer/causes-prevention/risk/diet/cooked-meats-fact-sheet

chercheurs font-ils une différence dans le dosage, l'insertion de la viande dans une alimentation équilibrée, la façon dont on la cuit, et sa qualité ? Si une équipe de chercheurs pouvait rassembler toutes ces variables dans une étude holistique cela représenterait un grand travail, un service pour l'humanité, et il faudrait que chacun lise l'étude complètement sans passer par un résumé qui enlèverait les détails importants. Ce qui importe, pour passer dans les médias, c'est d'alarmer, et de faire simple. Robert Marchand, 106 ans cette année, mange de tout, y compris de la viande de temps en temps pour éviter les carences, sur les conseils de son nutritionniste.

Une capacité d'écoute

Bien sûr il y a des situations où on doit obtenir une évidence. Dans d'autres situations plus courantes nous devons prendre des décisions sans avoir tous les faits, sans certitude. On peut avoir une opinion de départ, une intuition, ce qui est utile tant que cela ne nous empêche pas d'écouter les deux faces d'un argument.

Paulo Coelho dit, « *ne gâchez pas votre temps à expliquer. Les gens n'entendent que ce qu'ils veulent entendre*[6] ». Nous vivons dans une société qui structurellement n'est pas différente d'il y a 2000 à 3000 ans. Ce qui a changé c'est la quantité d'informations disponibles. Il y a tellement d'informations que pour quasiment toute idée expliquée on peut trouver une contre-idée, également dissertée. Il n'est pas question de chercher la généalogie et la logique des idées, mais de qualifier et disqualifier les

---

6   https://www.goodreads.com/quotes/459341-don-t-waste-your-time-with-explanations-people-only-hear-what

généalogies et logiques concurrentes. Cela invite à considérer les études contradictoires. A un certain point un problème se pose. Quand on a analysé, lu, écouté, on peut se retrouver au point de départ. Le domaine de la philosophie invite au doute. Le doute est comme les vaccinations excessives. Une fois ça fait du bien, au bout d'un moment on devient un légume. Il faut trouver la dose qui protège sans détruire.

Ensuite il faut faire le bon filtrage, et pour revenir aux mots de Coelho, entendre non pas ce qu'on souhaite entendre mais ce qu'il faut entendre. Avez-vous rencontré des hyper sceptiques ? Vous pouvez montrer le réel avec plusieurs méthodes indépendantes, ils n'y croient pas. Quand les astrophysiciens tentent de déterminer l'âge de l'univers ils ne s'arrêtent pas à une seule méthode. Ils calculent l'âge des atomes et trouvent un maximum. D'une autre façon ils mesurent les distances entre les galaxies qui s'éloignent à une vitesse donnée (qui s'accélère avec le temps), ce qui leur permet de remonter le temps vers une origine. Ces méthodes de calcul utilisent des approches différentes. Donc si plusieurs méthodes fiables et indépendantes arrivent au même résultat, ça rend l'invalidation de ce chiffre difficile. Trianguler, utiliser des approches diversifiées et mesurables, puis comparer les résultats, voilà la méthode scientifique. Parfois nous n'avons pas le luxe de plusieurs sources indépendantes, et parfois la fiabilité est en question.

Autre réponse d'hyper sceptique : « *je ne crois pas à cette donnée car je peux trouver d'autres études qui montrent le contraire* ». Il est possible que ce dernier ait raison. A chaque camp de se poser quelques questions : une des études a-t-elle un intérêt particulier dans la conclusion avancée ? Y a-t-il des sponsors ?

Ensuite on en revient au test du réel. Qui connait-on, qui peut-on trouver qui a pratiqué ce que l'étude prescrit pendant toute une vie ? On peut prendre l'exemple précédent de la consommation ou de l'absence de consommation de viande, et des modalités dont il faudrait tenir compte.

Les hyper sceptiques ont de grandes ressources. On y trouve le fatalisme et en particulier l'utilisation des exceptions pour couper court à un argument logique. « *Pourquoi faire un effort ? Certaines personnes font tout ce qu'il faut, et elles échouent. D'autres personnes ne font aucun effort, font n'importe quoi, prennent tous les risques, et elles se portent parfaitement bien.* ». C'est vrai. On trouve des phénomènes partout. On trouvera des gens qui défient les statistiques, ce sont les points de données tout à droite ou tout à gauche d'une courbe de Gauss, qui est une distribution en forme de cloche. Le fait qu'il y ait des points à chaque extrémité n'invalide pas l'observation pour la majorité du groupe. Les valeurs au centre, celles qui s'appliquent pour la plupart des cas, donnent une indication. En d'autres termes, si vous étudiez une population de centenaires vous trouverez qu'ils ont fait des choses similaires, alors que d'autres personnes qui ont fait comme eux n'ont pas atteint cet âge. Les gens qui mangent des bonbons du matin au soir font un choix de vie différent, et si un million de personnes pratiquent cette alimentation certains auront la chance de vivre très longtemps. Ce tout petit échantillon pourra alors dire « *je dois ma longévité aux bonbons, rigoureusement absorbés chaque jour* ». Attendez-vous aussi à ce qu'on en parle. C'est ce que certains veulent entendre.

Être sceptique sur la réalité des grands nombres, c'est parier sur l'exception. Bien sûr ces exceptions existent. Mais cela reflète-t-il une écoute ? Cela est-il dans notre intérêt ?

Traiter science et art différemment

Grâce aux avancées de la science, on trouve des points d'ancrage, des théories, des faits. Au fur et à mesure que cette discipline progresse les théories, les points d'ancrage évoluent. C'est pour cette raison, pour en revenir à l'astrophysique, que les chercheurs expliquent le meilleur de ce qu'ils savent en précisant « à ce jour ». Aujourd'hui voilà ce que l'on sait. Il est possible qu'une partie des connaissances scientifiques soient invalidées dans un temps futur, grâce à de nouvelles découvertes, de nouvelles observations. Il faut l'accepter et garder une réserve sur toute connaissance – ne pas en faire un dogme, sans que cela paralyse pour autant. C'est surtout le cas pour les observations non directes. L'univers est en expansion car les galaxies tendent à s'éloigner les unes des autres. C'est une observation directe. Ce fait suggère une origine unique, un Big Bang. Mais personne n'a jamais vu ce Big Bang.

La science construit sur elle-même. Chaque fois qu'elle invalide et se reconstruit, elle devient plus puissante. Nous nous trouvons à une époque charnière importante dans l'histoire de l'humanité et de la vie sur terre. Nous construisons, à travers la science, une nouvelle forme de stockage d'informations et de traitement de cette information : le digital. Il y a quelques milliards d'années c'est l'ADN qui a permis la pérennité aux êtres biologiques, organiques. Les plantes, les animaux, les virus, les insectes. Tout ce qui est en vie de manière organique stocke les informations de croissance, de fonctionnement et de reproduction dans l'ADN. On stocke l'information dans des gènes, et l'énergie organique permet de traiter cette information, en pensant, en agissant, avec à chaque génération, de toutes petites mutations qui engendrent d'immenses évolutions au fil du temps.

Bientôt nous vivrons avec des machines aux capacités très similaires. Elles savent déjà stocker et traiter l'information de façon structurée, en tâches isolées. Il ne leur manque plus que d'étendre cette capacité à des situations plus variées, et d'acquérir un système émotionnel. Nous sommes bien plus proches de cet avènement qu'il n'y paraît. Quand ce jour arrivera, la fluidité de la science permettra de nouveaux prodiges. Les machines bâtiront d'autres machines. Elles sauveront les hommes. Elles nous amèneront au-delà de notre planète, au-delà du système solaire, au fin fond de l'univers. Avec le temps qui s'écoule, la technique, l'implémentation pratique s'érode. Vous aimez peut-être comme moi les livres physiques faits de papier. On peut les toucher, les sentir, les voir vieillir. Ils donnent une représentation physique et matérielle, une expérience sensorielle. Nous nous habituons petit à petit aux livres en format digital, ce que nos enfants et les enfants de nos enfants trouveront normal. On pourra transporter beaucoup de livres sur d'autres planètes. Ainsi, la technique de Gutenberg devra laisser place à d'autres techniques. Une méthode scientifique en érode une autre.

Là où la science cherche à constamment reconstruire, optimiser, changer quand les observations le demandent, l'art échappe à cette érosion. Nous n'avons pas besoin de justifier l'affinité qu'on a avec une œuvre d'art. On la contemple, elle se suffit à elle-même. On ne peut d'ailleurs pas expliquer l'art en termes logiques. Certains visiteurs du Louvre notent que la Mona Lisa n'est pas le seul portrait d'une jeune femme avec un sourire énigmatique. Pourquoi les foules s'amassent devant ce tableau et pas d'autres ? Il en est ainsi de l'art. Le pourquoi est subjectif. On utilise d'ailleurs la science du mieux que possible pour préserver l'art. Le tableau de Da Vinci repose derrière une baie vitrée, protectrice des rayons lumineux qui endommageraient la peinture plus rapidement sans protection. La vitre est blindée, à l'épreuve des balles, et climatisée. Pendant que Mona Lisa se repose sous température constante, ses visiteurs transpirent dans un musée qui la dernière fois que je lui ai rendu visite, était quasi étouffant de chaleur. L'art subsiste à travers le temps. Contrairement à la science qu'on souhaite sans arrêt défaire pour mieux refaire, détruire pour mieux reconstruire, on ne changerait pas l'œuvre originale de Da Vinci si le consensus était qu'une des couleurs était mal choisie. On peut parfois noter le changement si un monument construit de pierres a été restauré. Cet endroit apparaît plus solide, plus linéaire, plus neuf, une partie de l'art a disparu avec la réparation. En restaurant l'intégrité d'un monument on détruit tout autant son intégrité comme si la modernisation faisait tache. Nous gardons l'art précisément car il représente un fossile, une mémoire des temps disparus. L'art, comme les fossiles, permet de voyager dans le temps, de se projeter, de rêver.

Une montagne est une œuvre d'art. Nos parents, nos grands-parents, des générations avant nous avaient contemplé ces montagnes telles qu'elles sont. L'échelle humaine est tellement brève par rapport aux échelles géologiques. Lorsqu'on admire une montagne en tant qu'œuvre d'art on ne pense pas à l'optimiser. On pourrait dynamiter un sommet asymétrique pour le rendre carré, ou plus rond. Un sacrilège.

Les données à l'épreuve du temps

Avec une science en mouvement et l'art qui ne bouge pas, on peut voir les connaissances scientifiques comme courtes, à toujours renouveler, et les connaissances artistiques longues. Quand on remonte dans le temps, on retrouve pourtant des idées qui ont survécu jusqu'à aujourd'hui. Les théorèmes mathématiques de Pythagore, de Thalès quelques centaines d'années avant J.C., l'invention des chiffres en Mésopotamie et en Egypte il y a plus de 5000 ans. Ces inventions ont résisté au test du temps, et la science continue de bâtir et de progresser en s'appuyant sur des inventions de plusieurs milliers d'années. Le domaine de la médecine a progressé depuis Hippocrate. On connaît mieux le corps humain, et certaines de ses idées ont été affinées, comme celles des substances qui composent le corps, qu'il appelait les humeurs. Les humeurs étaient un essai pour cartographier quelles substances dans le corps provoquaient quel type de sensation, et quelle humeur comme son nom l'indique. Hippocrate avait également bien compris que la santé demande un équilibre, sujette à un effet de dose-réponse. Plus de 2000 ans ont passé, et combien de maux dans notre civilisation actuelle sont dus à un manque ou à un excès ? Ce qui traverse le temps sans disparaître est robuste. On peut imaginer que ces concepts traverseront le futur avec la même robustesse. Si cette observation est correcte, dans 2000 ans nous nous battrons encore avec la dose-réponse. Les humains continueront les abus et autres excès. Ainsi, pour calibrer la validité d'une information on peut la soumettre à l'épreuve du temps. Aurait-elle eu du sens il y a très longtemps ? De la même façon projetez-vous 50, 100 ans dans le futur. Quelle chance a cette idée de garder sa pertinence dans le futur ?

On peut commencer par ce qui est observable. En pratique comment faire ? Revenons à l'exemple de la consommation de viande. Il est bon de lire la recherche scientifique sur le sujet de plusieurs angles : pro-viande, anti-viande, nutrition, dose, méthodes de cuisson, types de viande, dans la mesure où l'étude est indépendante, crédible, avec un nombre suffisant de participants. On prend l'axe du Big Data, des mégadonnées, plus l'échantillon est grand, plus on peut corroborer les données avec d'autres données, mieux c'est. Ces études ne donnent pas toutes les réponses. D'une part, comme on l'a évoqué auparavant, un phénomène général doit se représenter dans son contexte local. Ce qui est bon pour tout le monde doit être bon pour nous en tant qu'individu, en cas particulier, avec nos singularités : allergies, patrimoine génétique. D'autre part, peu d'études scientifiques peuvent s'octroyer le luxe de mesurer les résultats sur plusieurs années, encore moins une vie entière. Si on estime que la dose cumulative sur le temps a un effet non trivial, alors cette dimension importante ne sera pas capturée dans la plupart des études. Très peu d'études suivent leurs participants sur une vie entière.

En l'absence d'études scientifiques on se tourne vers l'observation empirique. Là les choses deviennent moins rigoureuses, nous ne sommes plus dans le contexte d'une expérimentation contrôlée. Elles deviennent aussi plus simples. Pensez à autant de personnes que vous pouvez, que vous connaissez personnellement pour apprendre comment ils se nourrissent. Pensez aux personnes âgées en particulier, qui sont en bonne santé. Vos grand-parents et autres personne âgées autour de vous : que font-ils ? Comment se nourrissent-ils ? Comment se sont-ils nourris toute leur vie ? On s'éloigne des groupes contrôlés sur les études de court et moyen terme. On apprend d'une personne à la fois, qualitativement, sur leur expérience totale de vie. Parlez leur : ils n'attendent souvent qu'un sujet de conversation pour discuter !

Les nouvelles inventions et en particulier l'exposition à ces inventions pose un nouveau problème. Alors qu'il est facile de trouver des centenaires et une grande partie de la population, et leur demander s'ils mangent de la viande, si oui tous les combien, cuisinée comment, il est beaucoup plus difficile de trouver un centenaire qui a utilisé le téléphone portable toute sa vie. La technologie est plus jeune que la personne ! Il est également difficile de trouver un centenaire qui a mangé des produits OGM toute sa vie, incluant les pesticides souvent utilisés avec. La raison pour laquelle il est si difficile de trouver un centenaire qui aurait mangé les produits OGM disponibles aujourd'hui est que ces produits n'existaient pas pendant la majorité de son existence, alors que pendant des milliers d'années nos fruits et nos légumes n'ont pas changé. La technologie du sans-fil est apparue au début des années 1990, un centenaire qui aurait acheté et utilisé les premiers modèles n'aurait commencé à être exposé aux ondes électromagnétiques qu'à l'âge de 75 ans. Un enfant de 10 ans qui aurait fait la même chose – mon fils de 11 ans vient d'avoir son premier téléphone ce mois-ci, aurait environ 36 ans aujourd'hui. On ne peut pas savoir si les téléphones portables ou les OGM sont nuisibles sur une vie entière.

Il faut enfin réaliser que la réponse à une dose sur le temps est délicate à mesurer. Beaucoup de choses arrivent dans une vie. On est exposé à de nombreuses toxines, au stress, aux ondes radio et radiations diverses, au manque de sommeil, et comprendre le rôle de chacun des perturbateurs potentiels devient moins évident qu'une exposition à court terme. Il est alors quasiment impossible d'établir une causalité quand les années passent et que d'autres perturbateurs interviennent. A nous de faire notre propre triangulation, de décider avec une information incomplète.

Hippocrate et le souci de l'autre

Hippocrate fut un des premiers docteurs et pratiqua il y a plus de deux siècles avec une communauté de physiologues. Cette école fut nommée l'école de Cos et il est probable que certains des écrits du groupe furent publiés sous le nom d'Hippocrate. Celui-ci devint leur ambassadeur, leur figure charismatique. Mais ce n'était pas dû qu'au charisme : Hippocrate apportait une dimension éthique à ses écrits. La médecine n'était pas réglementée comme aujourd'hui et les abus se trouvaient partout. Je vous laisse pondérer si le système actuel aligne suffisamment l'intérêt du patient à long terme et celui du médecin comme cela doit être. Le fondement de la pensée d'Hippocrate repose dans la responsabilisation de l'individu.

Le médecin peut sauver une vie, mais le médecin est humain : il peut faire une erreur de diagnostic, de traitement, ou il peut privilégier le profit financier au bien du patient. Ainsi Hippocrate écrit « un homme sage doit réaliser que sa santé est la possession la plus importante et apprendre à traiter ses maladies utilisant son propre jugement. »[7] Le

---

7   Hippocrates, Hippocratic writings. Edited with an introduction by G.E.R. Lloyd. Harmondsworth (Penguin), 1978, 276

médecin Hippocrate demande au patient de ne pas faire une confiance aveugle à la médecine. Cette notion centrale se reflète dans le traité d'Hippocrate dans lequel il demande au médecin de garder un comportement éthique avec le patient. On donne souvent au médecin la présomption du savoir, de prendre la bonne décision pour un patient qui n'a pas autant d'informations, d'expertise. Asymétrie d'informations entre le vendeur et l'acheteur : dans toutes les professions, qu'on achète une voiture, une maison, ou qu'on prenne un médicament, le vendeur sait parfois des choses que le client ne sait pas, et dont l'ignorance le rend plus propice à acheter, à dépenser plus. Sans éthique il ne reste que la motivation commerciale : transformer le patient en source de revenus en dépit de conséquences potentiellement néfastes. Acheter une mauvaise auto est une chose. On peut en changer. Mais comme nous n'avons qu'un corps imaginez qu'un médicament ait des effets secondaires à long terme. La relation de causalité sera difficile à établir et même si c'est le cas, on ne peut pas réparer le corps comme on change de voiture. C'est pour ça qu'Hippocrate insistait sur le principe de précaution pour le patient, et l'éthique, le souci de l'autre, pour le médecin.

Je buvais une bière il y a quelques jours avec un ami. Nous vivons aux Etats Unis, pays qui incarne le capitalisme et l'importance de la relation entre vendeur et client, et cet ami est comme moi un capitaliste convaincu. Il m'expliqua qu'il refuse d'être sur les réseaux sociaux car il pense que son information est monétisable par les entreprises derrière ces réseaux. C'est le cas dans de nombreux modèles d'utilisation des services internet. Mais cet ami n'a pas envie de partager ses informations, et d'être marketé par des publicités ciblées sur son profil démographique. Cet ami pense que les entreprises utilisent plus que nécessaire les informations que les utilisateurs mettent sur leur site, donc dans le doute il préfère ne pas participer. « *Le capitalisme a des aspects où les entreprises n'agissent pas toujours pas dans l'intérêt du consommateur* », ajouta-t-il. Souvent les intérêts s'alignent entre les parties. Parfois pas, et c'est là que le souci de l'autre, que l'éthique doit prendre le dessus chez le producteur afin que le consommateur ait moins à douter et à redouter.

La modernité et la culture de l'interruption

Nous vivons à une époque de traitement express des informations, qui s'oriente de plus en plus en cette direction. Participer à des appels d'équipe quotidiens ou hebdomadaires est une façon de se connaître, de travailler ensemble, de communiquer avec un groupe. Parler au téléphone un à un permet d'échanger plus, mais nous sommes loin physiquement. Aucune de ces méthodes ne remplace une discussion en personne. Là, pendant ce moment nous voyons les mêmes choses autour de nous. On partage un moment. On se donne le temps de ne pas se presser, au moins de laisser les téléphones portables de côté pour quelques minutes. Les notifications, les emails, les messages exogènes prennent une pause. Nous sommes construits pour faire une seule chose à la fois de manière consciente. On peut tenir une conversation en conduisant, la conversation est consciente, la conduite subconsciente.

Il y quelques années un nouveau collègue, Sean, rejoignit l'entreprise où je travaillais. Il résidait à Londres alors que la majorité de notre équipe était située en Amérique du Nord. Les premiers mois, par nécessité, notre collaboration et notre communication s'effectuaient uniquement par email, vidéoconférence et téléphone. Je me trouvais être à Paris pour une conférence, donc nous prîmes cette occasion pour nous rencontrer et faire connaissance, enfin, de visu. Nous nous retrouvâmes pour déjeuner dans un restaurant proche. Ce déjeuner était l'occasion de laisser nos smartphones sur la table pendant une heure.

A midi pile nous sortons du centre de conférence et entrons dans le restaurant situé de l'autre côté de la rue. J'apprends que Sean est né en Afrique du Sud. L'anglais est ma seconde langue, distinguer les accents reste parfois difficile par rapport à une langue natale, où l'accent d'une région se reconnaît – et s'imite, bien plus facilement. Sean a passé sa vie à voyager, à vivre au-delà de l'expérience touristique en s'installant dans des cultures pendant plusieurs années. Il rentre récemment de Chine où il a vécu plusieurs années. Le serveur du restaurant nous accueille et apporte le menu. Il est, comme nous, dans un travail du monde moderne. A peine a-t-il apporté deux verres d'eau, un client de l'autre côté de la salle lui fait signe, demande l'addition. Alors qu'il avance vers ce client, une personne à une autre table lui demande plus de pain sur la table. Avec Sean nous faisons un calcul à l'œil : environ 50 personnes dans la salle de restaurant. On ne voit que 2 serveurs.

A l'heure où j'écris ce livre le commerce de la restauration n'est pas automatisé. C'est une opération où les serveurs prennent les commandes sur papier, ou tentent de mémoriser les commandes des clients, en même temps que ces clients doivent être servis, qu'il faut ramener les assiettes vides une fois le repas terminé, et qu'il faut également gérer les paiements, tout cela en parallèle. Comment faire pour que ces moments professionnels ou personnels ne soient pas pernicieux, si être constamment interrompu devient un mode de vie ? La vie moderne : on se lève avec des notifications. On déjeune avec des beeps, des notifications électroniques, ignorant les gens, le monde autour de nous. Le travail devient une réponse à des stimuli à haute fréquence. On doit prendre le courage de temps en temps de s'arrêter, laisser les systèmes électroniques derrière soi, dans sa veste, sur la table. On doit inventer une nouvelle relation avec le travail. L'automatisation des restaurants doit donner une autre fonction aux humains qui travaillent dans ce commerce, comme dans tous les commerces. Cette automatisation doit bien évidemment garder les emplois, les transformer, donner au plus grand nombre la capacité de se concentrer, de prendre le temps de faire les choses sans interruptions, c'est-à-dire de vivre dans le moment.

Quoi de plus important, à chaque instant, que ne pas perdre la capacité d'être présent pour ceux avec qui nous sommes ? Les grands-parents d'aujourd'hui qui n'ont pas grandi avec les téléphones portables et smartphones passent du temps avec leurs petits-enfants. Ce moment est magique quand ces derniers posent leur machine. Sinon ils sont présents, dans la même pièce, mais absents. Deux amoureux à la table d'un restaurant : idem. Ils sont en face l'un de l'autre, mais chacun dans un autre monde. Aucune raison d'abandonner la technologie, de passer de tout à rien. Juste, poser le téléphone sauf urgence, et être complètement présent.

Varier les expériences

Les gens parlent plus de leurs expériences qui changent du quotidien que du quotidien lui-même. Ils parlent de voyages, de moments singuliers, de projets, qui signifient un changement, un départ nouveau. Il est humain de vouloir vivre une vie comme un livre de mille pages, où chacune d'elle est unique, où chacune d'elle aide à construire notre identité, notre singularité. Il est inhumain d'imaginer une existence figée, sans changement, sans prise de risque, où aujourd'hui est une copie exacte d'hier, où demain sera une copie exacte d'aujourd'hui.

J'ai passé deux jours en Arizona pour une autre conférence professionnelle. Un jour beaucoup de villes sur terre ressembleront à Phoenix : une civilisation entourée de zone aride, désertique. De hautes températures, une végétation composée en grande partie de cactus et autres plantes résistantes à la sécheresse. J'étais là-bas pour une réunion de travail faite de longs dîners où l'on sert trop de nourriture. On me parle de sports que je ne pratique pas. On me parle de basketball, je n'ai pas la moindre idée non plus. Une jeune recrue se présente et me dit rentrer de Thaïlande où elle vient de passer une année avec un sac à dos, peu d'argent, explorant le pays. Nous discutons. On peut considérer la valeur d'un souvenir, d'une expérience, en se projetant quelques décennies en avant. Le changement que représentait son année passée loin de l'endroit où elle a grandi, ce souvenir subsistera dans sa mémoire toute sa vie. Grand-mère elle racontera à ses petits-enfants cette expérience, ces moments qui auront participé à construire son identité. Comparez cela à faire chaque jour, chaque année, chaque décennie la même chose.

Quelle endurance faut-il avoir pour tenir le coup dans une telle répétition ?

Ces moments discontinus de la vie sont similaires aux fêtes que célèbre chaque pays, communauté, ou religion. Sans elles nous vivrions dans un défilé continu du temps, sans compter les années qui se succèdent les unes aux autres. Un jour de fête ce n'est pas que manger ou célébrer, c'est marquer une saison qui se termine, une autre qui commence, c'est prendre conscience du temps qui passe.

Il y une vingtaine d'années un camarade de classe me racontait ce qu'il avait retenu des cours de philosophie, obligatoires dans les lycées français. Les générations d'adolescents exposés à la philosophie grecque, romaine, française et allemande ne sont souvent pas prêts à apprendre et comprendre ces sujets. Mais c'est pourtant à ce moment-là que l'enseignement peut distribuer cette discipline à tous, apprendre à penser à tous, avant que chacun bifurque vers les universités, les classes préparatoires, ou le monde du travail. Le professeur de cet ami avait dit à sa classe, pour clore l'année « *Faites beaucoup de tout* ». Une catégorie de professeurs de philosophie aurait pu dire « *pensez à ...* », mais le message fut celui d'agir, de faire. Quand vous vous lancez, la vie commence.

Le goût pour l'expérimentation

On se rappelle de la phrase de Rabelais, *science sans conscience n'est que ruine de l'âme*. Qu'est-ce que la science sans conscience ? On veut améliorer les choses avec une invention, et au contraire on les empire. La technologie était là, mais on n'avait pas conscience des effets secondaires, ou de l'effet primaire lui-même. On peut imaginer la technologie comme un couteau tranchant. Lorsqu'il est bien utilisé on travaille plus facilement, de façon plus efficace. Mais attention à ne pas se faire mal. Tout dans l'univers interagit. Le soleil, la terre, la lune, les galaxies, de grandes forces en équilibre, un équilibre qui prit une grande quantité de temps pour s'ajuster. La nature évolue sur des milliards d'années. En juste quelques centaines d'années l'homme menace d'anéantir plantes, animaux, poissons, créant des déchets non biodégradables sur une planète limitée en surface.

On fait aussi des découvertes par expérimentation et par erreur. Tout cela peut tenter l'observateur de blâmer la science, les scientifiques, et se faisant l'avocat de la précaution, ou même de l'arrièrisme. Une des premières avancées sur l'immunisation comporte une histoire singulière. Les mythes sur l'adaptation du système immunitaire aux toxines datent de l'empereur Mithridate, un roi du premier siècle avant J.C.. Suspectant qu'on voulait l'empoisonner Mithridate tenta de se désensibiliser au poison avec de toutes petites doses qu'il prenait de façon régulière. Les histoires varient sur ce qui advint de l'empereur, mais sa méthode expérimentale, sur lui-même, reste connue des immunologues et des sources de cette science.

Le conte d'une autre expérimentation, plus récente, provient du Docteur Jean Hamburger, chirurgien et écrivain de *La Raison et la Passion, Essai sur les limites de la connaissance*[8]. Courte parenthèse : Jean Hamburger se trouvait être le père

---

8   La Raison et la Passion, Réflexion sur les limites de la connais-sances, Dr Jean Hamburger, 1984. Editions Seuil. Pages 40-43 sur les expérimentations de Monaco.

du chanteur compositeur Michel Berger. Quelle famille créatrice ! Vers la fin des années 1800 la communauté scientifique convergea sur le consensus que les réactions du système immunitaire aux attaques externes étaient par défaut bénéfiques. En 1901 le Prince Albert le Premier invita deux scientifiques, Paul Portier et Charles Richet, à la principauté et les autorisa à mener des expérimentations avec des animaux marins de la région, les physalies. Ce poisson a la capacité de se défendre en produisant des substances toxiques pour l'homme et les animaux. Les chercheurs, qui ne se connaissaient pas avant ce projet, commencèrent à collaborer sur une série de tests à leur retour à Paris. Ils ne savaient pas ce qu'ils allaient trouver, mais ils pensaient à Mithridate. Ils avaient une intuition, portée par Mithridate, par Louis Pasteur qui quelques années avant eux avait publié ses travaux sur le traitement de la rage. Portier et Richet appliquèrent des doses de venin à un groupe de chiens à la faculté de médecine, et observèrent leur réaction. L'hypothèse était que cette première dose renforcerait le système immunitaire des chiens. Apparemment aucune réaction, ni positive ni négative du groupe. Ils répétèrent l'opération trois semaines plus tard, la même dose de toxines sur les mêmes chiens. Alors advint l'inattendu : une grande partie des animaux furent tués sur le coup. Loin de les avoir fortifiés, la première dose de toxines les fragilisa, entraînant une mort subite à la seconde dose. Cette expérience fut approfondie cinq années plus tard par le docteur Von Pirquet, qui documenta le phénomène appelé *anaphylaxie*. *Ana*, qui signifie en grec inverse, et *phylaxis*, protection. Ces découvertes ne furent pas réalisées dans le but du tuer des chiens, ni de découvrir le processus de fragilisation par exposition successive. Elles furent découvertes par accident, par apprentissage sur une erreur qui donna le signal sur le processus inverse. C'est ainsi que naquit le domaine de l'allergie, là où le système immunitaire sur réagit contre des substances neutres, ou de façon néfaste sur l'organisme qu'il est censé protéger. Le comité Nobel voulut récompenser Portier pour ses travaux. Il refusa, on ne sait pas bien pourquoi. Peut-être par humilité. Peut-être pour rester indépendant aux récompenses. Peut-être pensait-il aux chiens qu'il ne pensait pas sacrifier pendant l'expérience.

L'expérimentation a ses revers, elle avance, elle se trompe, elle régresse, puis elle repart vers l'avant. Ce processus d'erreurs constitue-t-il l'inconscience de la science ? Par sa nécessité, non. On ne peut pas demander au processus expérimental de toujours réussir. Là où il y a danger, là où il y a inconscience, c'est dans les processus connus. La communauté scientifique et la plupart des dirigeants connaissent les effets de la pollution, du risque d'anéantir la vie sur terre en quelques centaines d'années. Marx voyait le capitalisme se détruire par la perdition morale. Le capitalisme ça marche. Rien n'y est supérieur, sauf qu'une fois les ressources naturelles épuisées, quelle qualité de vie pour les générations futures ? L'homme a acquis une puissance inégalée dans le monde vivant. Nous avons la toute-puissance, mais il est temps de réaliser que cette toute-puissance peut aussi nous détruire.

Il en va de même pour l'innovation. Jouer avec un programme d'ordinateur qui contrôle un air conditionné ou la sonnerie de la porte d'entrée est une chose. Jouer avec un moteur d'avion dont dépendent des centaines de vies en est une autre. Il y a l'innovation qui tolère les pannes, les fautes, l'apprentissage par l'erreur. Cette innovation peut tout casser, ce ne sera pas grave. De fait, elle pourra avancer plus vite grâce à plus d'expérimentations. Elle pourra progresser plus vite car elle peut avancer, reculer, casser, re-casser, sans conséquence. L'aéronautique, nous y reviendrons plus tard, c'est une autre histoire. On joue sur des cycles de dix ans, avec de tout petits changements sur des échelles de temps plus lentes. *Natura Facit Non Saltus*, disait Darwin. La nature ne fait pas de sauts (évolutionnels). C'est très similaire dans ce cas.

CHAPITRE 2

VIVRE LIBRE

La liberté. Comment aborder un thème aussi contextuel et subjectif, alors que nous ne sommes jamais complètement libres ? Et aussi prédéterminé qu'un moment puisse paraître, un choix n'existe-t-il pas quand même ? Jacques Brel, dans un de ses poèmes intitulé *J'arrive*, raconte le passage d'une vie qui coule comme un fleuve. Il rêve sur le déterminisme, le temps qui passe : « *J'arrive, bien sûr j'arrive. Mais n'ai-je jamais rien fait d'autre qu'arriver ?* »

Un choix existe toujours

Libre de quoi ? On peut définir la liberté par défaut, par ce à quoi elle s'oppose : la dépendance, la contrainte, fondamentalement, l'incapacité de faire un choix. Dépendance, de quoi et de qui ? Ceux qui se pensent totalement indépendants ont les pieds bien ancrés au sol. Nous sommes tous soumis aux lois de la gravité. Nous ne décidons pas de notre patrimoine génétique qui nous est donné avant notre naissance. Les évènements qui arrivent dans la vie sont parfois dus à notre responsabilité, d'autres fois à la chance, mais cela porte à interprétation. Quand on repense aux moments de « succès » d'une vie il est tentant d'allouer ceux-ci au travail, à de bonnes décisions. Mais cela pourrait être de la chance. Par ailleurs, même si les décisions sont objectivement responsables des résultats, ne peut-on pas reconnaître une part de chance dans le fait d'avoir pu devenir compétent ? Que la nature nous ait donné cette énergie d'apprendre, d'agir. Cela ne dépendait pas de nous car nous n'existions pas. Au contraire les revers de la vie sont parfois inévitables. On n'y peut rien. Et pourtant, une part de nous peut chercher à trouver une responsabilité, car ce n'est pas un problème de culpabilisation. C'est un problème existentiel : si nous n'y pouvons rien nous ne sommes pas libres. Si nous sommes en mesure de trouver ne serait-ce qu'une chose que nous avons la possibilité de changer pour le futur, alors nous pouvons apprendre, nous pouvons influencer notre existence.

Se penser totalement libre c'est donc se penser totalement responsable de tout ce qui arrive autour de nous. C'est irréaliste. Nous pouvons influer sur certaines choses, modestement, avec toute notre énergie. Cette énergie n'est que peu en rapport avec le hasard, les circonstances qui nous définissent, qui tracent notre trajectoire avant même que nous ne naissions. Maxime Le Forestier chante : « *Etre né quelque part. On ne choisit pas ses parents, on ne choisit pas sa famille. On ne choisit pas non plus les trottoirs de Manille, de Paris ou d'Alger, pour apprendre à marcher* ». De la même façon qu'être totalement libre est nier l'évidence d'un monde qu'on ne contrôle pas, se réfugier dans la non-liberté est nier notre existence, fondée sur le choix, le libre arbitre. Si nous ne sommes pas libres nous ne sommes responsables de rien. Faisons n'importe quoi car ce n'est la faute de personne. Ces deux alternatives binaires et opposées ne fonctionnent ni l'une ni l'autre. Comment définir le réel, comment créer une liberté qui s'y accorde ?

Spinoza donne une piste avec la métaphore de la pierre qu'on lance et de sa trajectoire. Dans la lettre LXII de sa correspondance[9] le philosophe demande au lecteur d'imaginer une pierre lancée en l'air, qui comme tous les objets assujettis à la gravité, va dans un premier temps monter, puis redescendre avant d'atterrir sur le sol. Selon Spinoza si cette pierre avait une conscience elle trouverait un motif, une rationalisation au fait de vouloir monter, de vouloir descendre, de vouloir ce qui lui arrive. Elle trouverait une liberté là où il n'y en a pas. Spinoza argumente que trouver la liberté commence par comprendre que souvent, nous ne sommes pas libres, et qu'en être conscient donne la naissance d'une liberté. C'est récursif : être conscient de ce qu'on ne contrôle pas, conscient de notre condition, nous rend plus libre. Délimiter les domaines que nous ne contrôlons pas forme le début de la construction d'un être.

Nassim Taleb parle du hasard sauvage, de la façon dont en finance de marchés on rationalise les décisions fructueuses d'investissement sur le fait d'être intelligent là où le résultat est souvent dû à la chance. La confusion de l'intelligence et du résultat du hasard revient à Spinoza : savoir que tout n'est pas dû aux actes, que la chance joue son rôle. Une définition de l'humilité pourrait inclure reconnaître la chance partout où elle peut exister. Notre part de responsabilité dans nos échecs

---

9   Chief Works of Benedict of Spinoza, Page 390-391. Letter LXII.
http://www.sacred-texts.com/phi/spinoza/corr/corr60.htm

fait de même. Le réel est fait d'un amalgame de circonstances qu'on ne contrôle pas, et d'actions, d'attitudes qu'on contrôle un peu plus. Les résultats sont les multiplications de tous ces facteurs. On ne sait jamais bien ce qui est réellement dû à notre volonté, et ce qui cause notre volonté de vouloir ainsi. Encore une récursion qui n'a pas d'origine.

On obtient donc, avec une définition hybride de la liberté, que nous avons une petite part à jouer : savoir là où nous ne sommes pas libres, savoir là où nous le sommes. On ne choisit pas ce qui advient. On peut choisir notre réponse, notre attitude face aux évènements, qu'on glisse sur une peau de banane ou qu'on gagne à la loterie. Notre décision d'aimer notre destin, de faire ce que l'on peut pour les autres et pour soi, c'est être libre. La liberté se trouve dans l'humilité et le courage de faire ce que l'on peut, et c'est déjà beaucoup.

La force des émotions sur les décisions

Je suis un jour tombé sur le livre de Dan Buettner *Les Zones Bleues*, qui documente les communautés sur terre où les gens évitent les maladies le plus longtemps. Ces communautés incarnent les régions aux plus grandes longévités humaines. Une de ces régions se trouve être la ville de Loma Linda en Californie. Buettner alla rencontrer quelques individus, et documenta leurs expériences. Une de ces personnes est un cardiologue, le docteur Ellsworth Wareham. Wareham travailla jusqu'à l'âge de 95 ans. Il s'arrêta non pas parce qu'il ne pouvait plus exercer, mais parce qu'il trouvait le temps venu de laisser la place aux jeunes. A l'heure où ce livre est écrit Wareham a 103 ans, il donne des entretiens et des conférences dans lesquelles il explique qu'être centenaire ne qualifie pas son mode de vie comme propice à la longévité, mais plutôt que son mode de vie est représentatif de sa communauté et des études statistiques sur des dizaines de milliers de personnes. Wareham prit la décision de se nourrir en végan vers l'âge de 50 ans après avoir auparavant mangé peu de viande et de produits animaux. C'est dans un entretien sur ses habitudes nutritionnelles que Wareham donna en exemple le rôle des émotions sur les décisions.

> *« Les gens sont très sensibles quant aux habitudes alimentaires. Vous pouvez discuter avec eux de faire de l'exercice. Vous pouvez discuter de relaxation, d'avoir une bonne attitude face aux choses de la vie, des sujets comme ça. Ils accepteront ces idées. Mais parlez leur de ce qu'ils mangent, et là ça devient un sujet très sensible* [10]. *»*

Il parle évidemment de ses patients, qui, même une fois malades, ne changent pas d'habitudes alimentaires. Wareham mentionne un aspect positif qu'il a lu récemment : le fait que nous ne sommes pas prédisposés à aimer ou ne pas aimer certains aliments et certains goûts. Les expériences de Pavlov sur le conditionnement, et le chien qui salivait au son d'une cloche avant même de voir la nourriture, est similaire à cette idée que nous agissons en partie par la raison, et en partie par habitude, par lien émotionnel, sorte de conditionnement que le passé nous a donné, ou que nous nous sommes donnés. L'espoir, pour Wareham, c'est que si le goût ou le dégoût de certains

---

10   Entretien vidéo en anglais, minute 4:01 https://www.youtube.com/watch?v=FX58PyQwrcI

aliments n'est pas inné, c'est qu'on peut se reprogrammer. Petit à petit, on met moins de sel, et au fil du temps une alimentation moins salée ou pas salée du tout ne nous dérange plus. On peut se désensibiliser progressivement.

En d'autres termes, nous ne sommes pas prisonniers de nos émotions, de nos réflexes, des aliments que nous pensons aimer parce que c'est comme ça. En réfléchissant, et si c'est notre choix de vie d'arrêter une habitude pour en commencer une autre, nous sommes en capacité de le faire. Nous sommes libres d'aimer d'autres nourritures que celles avec lesquelles nous avons grandi si tel devient notre choix. Lorsque nos émotions et notre conditionnement ne contribuent pas à l'énergie que nous souhaitons avoir, il est possible de changer, d'aller dans la direction que nous souhaitons, à tout âge. Mais cela ne peut venir que de soi-même

L'environnement influence la performance

J'ai parfois participé à des cours ennuyeux dans l'enseignement supérieur, ceux qui sont passés par là ont certainement vécu des expériences similaires. On écoute le professeur parler, rien n'a de sens. Parfois nous lisions des études de cas commerciaux sur l'histoire d'une entreprise, histoire faite d'une dizaine de pages et le professeur demandait en fin de séance : « *Le PDG de cette boîte a-t-il fait un bon travail ?* » Une entreprise c'est beaucoup plus qu'un PDG. D'autre part les faits sélectionnés dans les études de cas me posaient plus de questions qu'il n'y avait d'informations dans le document. Plutôt qu'apprendre à poser d'autres questions, à aller un peu plus en profondeur le système éducatif encourage les étudiants à tirer des conclusions très vite, trop vite. Nous n'en sommes pas à chercher l'évidence exacte. Les études de cas sont souvent le contraire. On demande aux élèves de choisir la droite ou la gauche, le blanc ou le noir, en justifiant avec ce qu'ils ont. Ces questions répétitives, juger le job des managers me semblait être la spécialité de ceux qui n'avaient jamais travaillé dans le secteur privé. C'est un peu comme être parent. Quand on est enfant, adolescent, on voit ses parents, on se dit qu'on ferait mieux si on était à leur place. Puis on devient parent, et à ce moment on comprend les siens.

D'autres professeurs et intervenants tels que John Doggett avec qui j'ai pu étudier une année, utilisent des méthodes plus propices à penser, à décider, à faire – sans juger les autres. En 1996 je débutais le programme EM Lyon. Un intervenant dont j'ai oublié le nom, mais pas les idées, donna une présentation aux nouveaux étudiants avec un slide principal. Voici ce que ce slide disait :

L'environnement, l'environnement, l'environnement, l'environnement, l'environnement, l'environnement, l'environnement, l'environnement, l'environnement, l'entrepreneur.

Un nombre non-trivial de facteurs influence le processus de création. Un créateur a besoin de suffisamment de stabilité et de ressources autour de lui pour pouvoir se concentrer et avoir les moyens minimes pour produire. Il a également besoin de collaborateurs capables de le compléter, d'étendre la chaîne de valeur.

L'entrepreneur Michael Dell a souvent dit « *on n'accomplit que peu par soi-même* ». Les spécialistes qu'il a pu engager, le nucleus familial, une économie propice à l'entreprenariat, les premiers clients, et enfin l'entrepreneur. Déterminisme économique ? C'est en partie la réalité. Mais le message de cet intervenant était l'autre partie de cette réalité. Si les conditions dans lesquelles on se trouve ne sont pas favorables, il faut changer. Pourtant c'est là le paradoxe. L'environnement est une donnée, ce avec quoi on doit faire. Se battre contre le déterminisme, contre la fatalité. Quel autre sujet pour ce livre ? On ne change pas le passé. On ne change pas ce qu'on souhaite garder avant toute autre chose.

Ainsi, si on souhaite habiter quelque part, le fait que cette région soit propice ou non propice au but n'a pas d'importance. Il faut considérer changer l'objectif, changer de but, un but qui s'adapte à la géographie. Il faut donc parfois faire des choix difficiles. Changer les lieux, changer les personnes autour de nous, en d'autres termes changer l'environnement auquel on s'expose, car celui-ci ne changera pas. Ou bien, changer d'objectif – votre entourage s'en étonnera peut-être, et garder l'environnement tel qu'il est autour de vous.

Gardez ce qui est primordial à vos yeux. Les forces externes ne sont pas une fatalité. On peut trouver un but qui les canalise, dans ce cas on change de but, ou on peut bouger, s'exposant à d'autres forces exogènes plus propices. Quand on habite dans un voisinage très bruyant il est futile d'essayer de changer le comportement de chaque voisin, de chaque voiture qui passe. Changez de voisinage.

L'environnement influence le corps

Cette influence primordiale de l'environnement est une question de vie ou de non-vie. A l'échelle macro, celle de la planète, nous observons les étoiles. Tant de planètes autour de nous, aucune trace de vie jusqu'ici. La question de la vie ailleurs que sur Terre se résoudra par elle-même avec le temps. Une grande partie des planètes sont si lointaines que même à la vitesse de la lumière, une vitesse bien supérieure à celle où les objets peuvent voyager, des millions d'années nous séparent. S'il y a de la vie ailleurs, elle attend que nous venions à elle de la même manière que nous l'attendons d'ici. Nous sommes trop éloignés de ces galaxies pour communiquer, pour se voir, pour aller se rendre visite une fois le contact établi.

Revenons à la planète terre : un miracle d'environnement. L'éloignement du soleil est juste bon pour qu'il ne fasse ni trop chaud ni trop froid. La présence d'eau liquide, d'une atmosphère protectrice, de rayons solaires qui donnent de l'énergie, l'absence de collision massive récente avec d'autres objets. Que de circonstances incroyablement chanceuses ! Quel miracle. Nous devons garder conscience de cette chance, de la gratitude de bénéficier de cet environnement formidablement propice que représente notre planète. Nous buvons de l'eau pure. Nous respirons un air propre. Nous pouvons, pour la plupart – et cela devrait être le cas pour tous, nous nourrir et nous abriter.

Notre organisme, comme celui d'autres êtres vivants, fonctionne par l'ADN, code sur lequel est stockée l'information qui constitue chacune de nos cellules. Cette information influe sur notre comportement, nous permet de respirer, permet à notre cœur de battre au rythme qu'il faut selon les circonstances, sans que nous ayons à réfléchir. Ce code détermine qui nous sommes au niveau physiologique.

Depuis quelques décennies la science a créé une nouvelle discipline, l'épigénétique. La génétique c'est le code et les instructions biologiques qu'il contient. L'épigénétique constitue une discipline fondée sur l'impact de l'environnement sur ces instructions. Cela signifie que le code biologique constitue une condition nécessaire mais pas suffisante pour qu'il s'exprime correctement. La médecine et ceux qui observent, comme les grand-mères, d'où les méthodes de grand-mères, en font parfois l'expérience. Ainsi des gens avec des maladies chroniques vivant dans des régions trop froides ou humides déménagent et parfois vont mieux, alors que les médicaments n'y faisaient rien. Les allergies aux pollens sont un facteur plus connu, plus mesurable, mieux compris. Les personnes au système immunitaire sensible à certains pollens peuvent changer de région et éliminer ou diminuer l'exposition à ces derniers. On retrouve dans le domaine biologique ce que l'on trouve au niveau social. On ne peut quasiment rien faire pour changer l'environnement, mais on peut voyager, changer d'environnement. Il est possible qu'avec les progrès de la science les études d'épigénétique amènent les chercheurs et les docteurs à recommander à leurs patients de tout simplement expérimenter avec d'autres habitats.

Lorsque Nietzsche écrivit *Ecce Homo* il raconta son vécu, sa santé fragile depuis sa jeunesse, comme beaucoup d'entre nous, et l'influence de l'environnement sur notre personnalité, sur notre santé, sur le travail que l'on est capable ou pas de produire. Par observation pendant ses voyages Nietzsche recherchait l'énergie des régions à l'air sec, celles de la Méditerranée et l'Italie, où il se trouvait plus créatif, plus capable de produire, plus en accord avec lui-même.

« La question du lieu et du climat est étroitement liée à la question de la nutrition. Personne n'est libre de vivre indifféremment n'importe où. Celui qui a de grands problèmes à résoudre, des problèmes qui mettent à contribution toute sa vigueur, n'a même qu'un choix très restreint à faire. L'influence du climat sur l'assimilation et la désassimilation, leur ralentissement et leur accélération va si loin qu'une erreur de lieu ou de climat peut non seulement éloigner quelqu'un de sa tâche, mais encore lui rendre celle-ci parfaitement étrangère. Elle reste hors de sa vue. La vigueur animale n'a jamais été assez grande chez lui, pour qu'il parvienne à ce sentiment de liberté qui envahit l'esprit, où quelqu'un peut dire : « Moi seul je puis faire cela... »

Une petite paresse des intestins qui s'est transformée en mauvaise habitude suffit amplement pour faire d'un génie quelque chose de médiocre, quelque chose d'« allemand ». Le climat de l'Allemagne est suffisant à lui seul pour décourager de fortes entrailles et même celles qui sont portées à l'héroïsme. L'allure de l'assimilation est en rapport direct avec la mobilité ou la paralysie des organes de l'esprit. L'« esprit » lui-même n'est, en fin de compte, qu'une forme dans l'évolution de la matière. Groupez les lieux où il y eut de tous temps des hommes spirituels, où l'esprit, le raffinement, la malice faisaient partie du bonheur ; où le génie se sentait presque nécessairement chez lui ; ils jouissent tous d'un air merveilleusement sec. Paris, la Provence, Jérusalem, Athènes — ces noms démontrent quelque chose. Le génie est conditionné par un air sec, par un ciel clair, - c'est-à-dire par une rapide assimilation et désassimilation, par la possibilité de se procurer sans cesse de grandes et même d'énormes quantités de force[11]. »

Nous connaissions moins les effets de l'environnement sur le corps et sur l'esprit dans les années 1800, quand Nietzsche produisit ses travaux. Quelle vision ! Quelle intuition. Il avait cette idée que se trouver dans certains lieux était propice à l'inspiration, et qu'à l'inverse il était plus laborieux de produire ses travaux dans d'autres régions. Il pensait aussi que faire de la marche faisait du bien.

On pourrait donc prendre deux individus avec un patrimoine physique et intellectuel similaire. L'environnement dans lequel on mettra ces deux personnes jouera un rôle non-trivial sur leur capacité à produire, à se développer, à exister. Encore faut-il bien identifier le problème. Parfois il provient de l'environnement. D'autres fois l'environnement n'a rien à voir avec l'inadéquation ou l'inexpression. Parfois c'est en nous qu'il faut chercher. Comme en chirurgie médicale, il faut correctement cibler le problème pour ne pas endommager un organe sain et laisser la cause des symptômes intacte, active. On accomplirait là l'opposé du résultat désiré ! Neil Tennant et Chris Lowe expriment ce sentiment dans les paroles de la chanson *Twentieth Century* : *« Parfois la solution est pire que le problème »*.

Continuant sur des années perdues dans des endroits stériles, Nietzsche continue :

---

11   *Ecce Homo*, F. Nietzsche, Éditions Mille et une Nuit. Pages 44-45

« C'était l'absence de tout quant-à-soi, de toute sauvegarde d'un instinct impératif, c'était une assimilation de soi-même à n'importe qui, un « désintéressement », un oubli des distances, - quelque chose que je ne me pardonnerai jamais ! Lorsque je fus presque au bout, par le fait que j'étais presque au bout, je me suis mis à réfléchir à la profonde déraison de ma vie, à l'« idéalisme ». La maladie seule me ramena à la raison [12]. »

Observer les modèles et éviter les anti-modèles

Nous sommes des éponges spirituelles. Les personnes proches de nous, celles que nous côtoyons tous les jours de manière volontaire ou pas, et les individus que nous ne côtoyons pas directement mais auxquels nous sommes exposés : tous contribuent à la construction de ce qui fait de nous une personne. Quand on porte son attention sur les statistiques de temps passé devant la télévision, on comprend que ces écrans ont le pouvoir énorme d'influencer l'évolution de la société, d'un savoir, d'une ignorance, d'un oubli. La technologie peut lobotomiser ou enrichir, elle n'est ni bonne ni mauvaise intrinsèquement. Il y a quelques années le savoir n'était accessible qu'à une minorité. Il l'est désormais à tous. On trouve les cours en ligne et gratuitement aujourd'hui, de quasiment tous les sujets enseignés par les universités et les professeurs les plus compétents en une matière. L'information est *disponible*. Nous ne sommes plus à l'époque des trois chaînes de télévisions, des bibliothèques urbaines inaccessibles pour la majorité. Nous avons le savoir du monde à portée de main, et

---

12   *Ecce Homo*, F. Nietzsche, Éditions Mille et une Nuit. Page 47

qu'en est-il la plupart du temps ? Peu de monde le consomme, même quand le prix est de zéro. Seule une minorité cherche à évoluer tout au long d'une vie, à confronter son ignorance pour l'éliminer, pour pouvoir mieux vivre, partager à son tour avec d'autres. Seule une minorité cherche, choisit ses modèles.

Nous pouvons nous exposer à des modèles de qui nous souhaitons apprendre et cette exposition transmet plus que des idées. Les idées appartiennent au domaine du conscient. Apprendre de quelqu'un c'est aussi absorber un ressenti, partager un état d'esprit, une intuition, une façon de confronter les problèmes.

Le docteur Wareham dont je vous ai parlé précédemment dit que les goûts alimentaires ne sont pas seulement acquis à la naissance. Nous les développons tout au long de notre existence. En d'autres termes nous pouvons reprogrammer certains de nos comportements inconscients tout au long de notre vie. Warren Buffett dit qu'on finit par ressembler aux personnes qu'on choisit en modèle. Cette capillarité du contact souligne là encore l'effet et l'influence de l'environnement dans la construction de soi. Mettons de côté la fatalité Freudienne, que le négatif vécu devient le négatif qu'une personne fait ensuite subir aux autres. Il y a suffisamment de contre-exemples ayant pu remplacer un environnement hostile qu'elles n'avaient pas choisi, par un environnement plus humain, devenir elles-mêmes des modèles pour les autres. Décidez qui vous voulez être. Trouvez des modèles avec l'état d'esprit que vous souhaitez acquérir, côtoyez-les et tant que faire se peut, évitez le contraire.

Des biens de base disponibles pour tous

Quelle liberté sans ressources financières ? Nous respirons le même air. Il n'y a pas de taxe sur l'oxygène, en tout cas pas pour le moment. Mais imaginez que cela soit le cas. Nous aurions des ressources vitales concentrées dans les mains de quelques grands groupes, et notre capacité à respirer serait dépendante de notre valeur économique. Dans quel monde vivrions-nous ? L'argent est l'oxygène du commerce. Cela entraîne que les biens de base, disponibles pour une majorité d'entre nous, ne le sont pas pour tous. Cela amène à la question économique, dans quel monde vivons-nous ? Cette section relie ce livre au précédent, *The Mind Share Market*, en français *Les Marchés du Partage*.

Pour qu'un système fonctionne il faut qu'il s'organise. On trouve plusieurs systèmes économiques qui ont été expérimentés au cours de l'histoire. D'un côté un système de possession et d'échanges libres avec un état qui laisse les prix varier, l'offre et la demande s'auto ajuster. Le capitalisme comporte des formes nuancées, mais en gros chacun peut tirer parti des ressources dont il dispose, avec quelques limites pour éviter les abus de monopole. A l'opposé, un modèle où le gouvernement fixe les prix, et où le concept de possession n'est pas pertinent : le communisme. L'idéal du communisme est de libérer le peuple de la relation à l'argent. Le communisme provient d'un élan libertaire, libérateur. Il apporte une promesse d'amour pour son prochain, en partageant les biens produits et en évitant théoriquement que les abus de richesse financière entraînent la jalousie, ou travailler à des fins purement matérielles. On sait cependant que jusqu'ici les tentatives de mise en pratique d'un système communiste ont échoué : populations différentes, époques différentes, de l'Amérique du Sud à la Russie, ou la

Corée du Nord, moins de richesses sont produites, et donc il y a moins à partager. Le problème du communisme n'est pas un problème d'intention. C'est une question d'implémentation et de résultats. Le fait que cela n'ait pas cliqué jusqu'ici ne prouve pas que ça ne fonctionnera jamais. On a du mal à rationaliser que le capitalisme et le communisme cherchent le même but : celui de donner la liberté à leur peuple. Un jour le monde se rendra compte de cela et il vivra plus en paix. Le libertaire Jacques Brel parle à un prêtre dans sa chanson *Le Moribond* : « *On n'était pas du même bord, On n'était pas du même chemin, Mais on cherchait le même port.* »

Que dire du capitalisme ? Le client obtient ce qu'il souhaite. On fait plus de ce qui fonctionne et moins de ce qui ne fonctionne pas. La production totale de richesses est bien supérieure dans un système de droite, plutôt que dans un système d'extrême gauche. C'est ce qui a permis au capitalisme de se répandre. Le mode de méritocratie se trouve compatible avec la nature humaine. On désire avoir plus, pour soi et ses proches, et on fait le nécessaire pour l'obtenir. Mais libéralisme implique liberté donc peu de contraintes. Le système suppose que ce que le client veut est ce dont il a besoin. Théorie du fast food. L'autre problème est que sans limitations les forts deviennent plus forts et ceux qui sont laissés derrière ont peu de chances de réussir.

La faille des systèmes communistes est psychologique : le producteur produit ce qu'il veut quand il le veut. Aucune obligation de qualité, aucun souci *nécessaire* du client. C'est là où le capitalisme montre sa supériorité. On part du client final, ou de l'employeur qui est dans la relation avec l'employé, le client. Avec ça on construit une chaîne de valeur, une relation de confiance, un système qui se surimpose sur la conscience individuelle, purement créatrice, celle qui ne cherche pas à survivre mais à exister en tant que telle. Capitalisme sans éthique, danger. On peut vendre n'importe quoi de légal. Si la loi ne prend pas tous problèmes potentiels en compte, évidemment on ne peut pas tout légiférer, le système peut s'auto détruire. C'était le souci de Marx. On a vu le monde banquier exploser en 2008. La transition énergétique nécessaire vers des énergies propres afin de ralentir le réchauffement de la planète est un autre exemple. Les technologies de remplacement existent : éoliennes, solaires, nucléaires. Mais économiquement c'est aujourd'hui plus cher que le pétrole, donc l'humanité continue de ravager l'environnement, l'air que nous respirons tous, et la planète que nous allons laisser à nos enfants. Nous connaissons les méthodes pour stopper le problème. Nous savons que les dommages sont irréversibles. Mais la machine économique macro, la main invisible a le dernier mot.

Ce modèle capitaliste qui fonctionne bien à part ces exceptions problématiques souffre également d'une répartition trop inégale des richesses. La méritocratie demande l'inégalité. Oui à la récompense du travail. Non à l'excès d'inégalités. Certains n'ont presque rien, et ce dès la naissance. Comment peut-on imaginer un monde libre si dès la naissance et pendant toute une existence, les avantages acquis des uns ne permettent pas aux démunis d'accéder aux biens de base ?

C'est le modèle et le pari ambitieux des *marchés du partage, du Mind Share Market* : donner la liberté à tous dans un système capitaliste. Dans le secteur de la technologie les entreprises créent de nouveaux marchés en offrant des services et des produits gratuits. C'est ainsi que les logiciels open source, ou code source ouvert, se sont développés comme mode de production de valeur et de modèle de commercialisation. C'est aussi ainsi que les plateformes fonctionnent : les moteurs de recherche et les sites internet qui éduquent produisent de la valeur pour les utilisateurs mais ces derniers ne paient pas. La monétisation s'effectue avec les publicités. Enfin, ces entreprises des marchés du partage utilisent ces méthodes pour acquérir plus de parts de marché en utilisant les politiques de prix freemium. Dans le freemium les fonctionnalités essentielles du produit ou service sont fournies gratuitement à tous. C'est la vision de Karl Marx qui se réalise : libérer chacun en lui donnant l'essentiel. Mais l'implémentation fonctionne, elle a créé à ce jour des entreprises de milliards de dollars comme Google et Facebook, et c'est 100% capitaliste. Les entreprises open source se portent très bien dans les économies concurrentielles et libérales, de même que les entreprises de plateforme et celles qui utilisent les méthodes de prix freemium, n'imposant qu'un prix positif à une partie de la clientèle. J'ai travaillé 6 ans chez un éditeur de logiciel open source, MySQL. Nous fournissions des bases de données aux clients qui étaient des étudiants, des entrepreneurs, ou des grands groupes. Un de ces entrepreneurs, Mark Zuckerberg, nous a un jour envoyé une note de remerciement expliquant comment il put bâtir son réseau social Facebook grâce à la base de données MySQL. Quand l'essentiel est disponible et abordable pour tous, tout le monde peut produire. Une plus grande partie du monde peut être libre.

Une intelligence collective

La liberté dont nous disposons aujourd'hui provient du monde que nous ont laissé nos ancêtres. Nous sommes leurs enfants, et sommes aussi parents des générations futures. Nous nous trouvons au vingt-et-unième siècle, le troisième siècle depuis que les êtres humains ont industrialisé la planète. Cette industrialisation vient avec un impact sur la nature : domestication et extinction du monde animal, végétal, augmentation du ratio humain relatif aux autres formes de vie dont nous dépendons. Nous ne nous apercevons pas du miracle de respirer un air pur, riche en oxygène, tempéré, de boire de l'eau, de déguster des aliments variés, et d'être encore en équilibre avec des millions d'espèces qui cependant sont en voie d'extinction si nous ne faisons rien. Il a fallu des centaines de millions d'années pour que le monde d'aujourd'hui prenne forme. En quelques centaines d'années nous risquons de tout détruire. Une des deux périodes est un million de fois plus longue que l'autre.

Comment faire que cet écosystème dure des centaines de milliers d'années supplémentaires ? Le progrès nous amène dans l'espace, et à terme dans d'autres planètes. Mais à quel coût pour la vie sur cette planète ? En tant que société il y a des capitaux et des sponsors gouvernementaux pour lancer des fusées sur Mars. Par contre sauver les glaces polaires, les poissons de la surpêche, les espèces rares en Afrique qu'on s'amuse à chasser et tuer à bout de fusil, on s'en soucie moins. Où est le souci éthique, la compassion non spéciste ? Nous sommes les êtres humains, plus puissants que les animaux. Il faut bien manger. Il y a encore des poissons et quand il n'y en aura plus nos enfants trouveront autre chose à manger. Mais pourquoi détruire, pourquoi tuer plus que nécessaire ? Mes adversaires trouveront peut-être dans cette question de quoi argumenter que la nécessité n'est pas une quantité objective. Je leur réponds, si un jour le réchauffement climatique menace nos vies à tous, ce sera le problème de qui ? Le manque d'éthique, c'est faire le mal en sachant qu'on fait du mal, ignorer une méthode alternative disponible, et trouver ça malin, trouver ça acceptable.

Revenons à la rapidité des changements sur la planète. On estime l'âge de la terre à environ 4 milliards d'années. Il y a environ 3,4 milliards d'années, l'oxygène est apparu, puis la photosynthèse et la vie. En arrondissant ce moment à il y a 2 milliards d'années, 250 années d'industrialisation représentent $250/2.000.000.000 = 0,0000125\%$. Si l'histoire de la vie sur terre tenait en 24 heures, soit 86.400 secondes, ces 250 ans représenteraient $86.400 * 0.0000125\% = 0.0108$ seconde. Imaginons pour un instant toute l'histoire de notre mère Nature sur 24 heures, tic, toc, tic, toc, comptez chaque seconde. Puis à 23h59 et 59 secondes la révolution industrielle commence et nous amène à aujourd'hui. Un éclair : 250 ans s'écoulent. Il est minuit. Vertige de la rapidité du temps à cette échelle. Cette révolution industrielle énergise un formidable élan vers de nouvelles formes de vie, bientôt digitales, bientôt hors de la planète terre, ex-terra. Seul l'homme pouvait réaliser cet exploit créateur. Mais doit-on détruire autant pour accomplir celui-ci ?

Notre liberté commence là où les générations précédentes nous l'ont laissée. Celle des générations futures dépend aujourd'hui de ce que le collectif, le système leur laissera. On ne répare pas 2 milliards d'histoire et d'évolution en quelques années, une fois celle-ci détruite. Chaque système demande sa propre énergie, son propre élan. Mais le système c'est aussi la somme de tout ce que nous faisons au niveau individuel.

Croyez en vous. Ce que vous faites pour préserver la terre, la vie, fait une différence. Vous êtes l'intelligence collective.

Une indépendance de la synchronicité

Nous vivons au rythme des horloges. Je marchais ce matin vers un café où je passe quelques heures pour travailler. Le but de travailler dans un café plutôt qu'au bureau est de casser la monotonie, la répétition d'un environnement identique. Parfois il faut se changer les idées. Sur le chemin, 10 minutes de marche, j'allais plus vite que les voitures, toutes à l'arrêt dans un embouteillage d'un kilomètre de long. Il était 8h du matin, heure de pointe pour se rendre au bureau. Pourquoi ne peut-on pas distribuer le trafic automobile sur une plage de temps plus étalée ? C'est le problème de la synchronicité. On perd du temps à tous faire la même chose au même moment. Il est nécessaire de collaborer pendant la journée de manière synchrone. Si chacun travaillait totalement indépendamment des autres ce serait le chaos et inefficace. Mais pourquoi ne pas partir 30 minutes plus tôt et éviter les bouchons ? Il suffirait de se coucher 30 minutes plus tôt également. Aucune perte de sommeil, ajustement minime de l'emploi du temps, élimination de la frustration des embouteillages. Un phénomène similaire se produit lors des sorties au restaurant : heures de pointe signifient attente pour s'asseoir, un service plus long, une salle de restaurant plus bruyante. Les marchés financiers se comportent de la même manière : pour pouvoir acheter une action d'entreprise à bas prix il faut le faire quand les autres veulent la vendre, c'est-à-dire à contresens du mouvement de masse. Le meilleur prix en bourse c'est quand vous conduisez sur l'autoroute avec la minorité asynchrone pendant que la majorité est de l'autre côté dans les embouteillages. On ne choisit pas toujours de quel côté de la route nous nous trouvons. Parfois c'est la nécessité qui nous place là où nous sommes. Mais d'autres fois nous avons un libre arbitre. Dans ce cas, pourquoi ne pas simplifier le trajet ?

L'indépendance de la synchronicité ne requiert pas l'asynchronie. Ce n'est pas une approche contrariante. Quand il est pragmatique pour soi et les autres d'être synchrone adoptons cette relation. Quand elle n'a pas de sens, pas de bénéfice ni pour nous ni pour autrui on expérimente avec autre chose. On ne fait que se libérer des obligations de synchronicité, obligations souvent culturelles, enracinées dans les habitudes de faire les choses exactement à la même heure, le même jour, au même moment que le reste de la société. Ainsi on peut prendre une année sabbatique jeune et travailler un an plus âgé, ou même plusieurs années si l'occasion se présente. Warren Buffett philosophe sur le fait qu'on doit faire ce qu'on aime quand il est temps, ne pas attendre la retraite : « *C'est un peu comme attendre d'avoir 80 ans pour commencer les rapports sexuels* [13] ».

Apprendre, puis travailler, puis poursuivre une passion : approche synchrone, sérialisée. Or on apprend tout au long

---

13   "I think you are out of your mind if you keep taking jobs that you don't like because you think it will look good on your resume. Isn't that a little like saving up sex for your old age?", plusieurs sources dont https://www.forbes.com/sites/erikaandersen/2013/12/02/23-quotes-from-warren-buffett-on-life-and-generosity/#f891b97f891b

de sa vie. On peut travailler, trouver une utilité également tout au long d'une vie, sans attendre un lendemain pour passer un bon moment.

La relation de confiance

La loi définit une relation explicite entre les personnes et la société. Dans la vie de tous les jours on fait appel à une relation plus implicite, celle de la confiance. Donner sa confiance c'est responsabiliser l'autre. Responsabiliser c'est créer plus d'indépendance, plus de liberté. Quand la confiance disparaît la liberté disparaît avec. On se recroqueville à faire le minimum, à tout vérifier, transformant une relation humaine en une transaction. Faire confiance c'est mettre en place une relation dans le temps. Nous reviendrons vers cette personne et construirons à partir de l'expérience présente.

Voir une personne, la revoir, c'est d'abord une expérience locale. Quand on habite dans un quartier d'une grande ville on est amené à connaître le voisinage. Les habitants de zones rurales en font l'expérience quotidiennement. Avec une population restreinte on forme une communauté, une micro-culture, une sorte de clan. Tout le monde connaît quasiment tout le monde. Ça ne veut pas dire que tout le monde est ami, au contraire certains préfèreront l'anonymat des agglomérations. En ville il est facile de changer de supermarché, d'école. A la campagne, moins.

J'ai grandi dans de petites villes et des villages avant de résider en zone urbaine. Aujourd'hui ma famille et moi revenons dans ces villages de montagnes, et un de ces étés j'ai remarqué une de ces marques de confiance. L'épicerie du village est à ce jour un des seuls magasins d'alimentation sur plusieurs kilomètres aux alentours. Se nourrir est un besoin de base. Avec une population de juste quelques centaines d'habitants les gens se connaissent. Sur la caisse de cette épicerie, je remarquai un cahier de notes et un crayon gris. Il arrive parfois que les clients n'aient pas suffisamment d'argent liquide sur eux lorsqu'ils viennent à l'épicerie. Ici, pas encore de paiement par carte bancaire. Le commerçant, à sa volonté, décide alors s'il veut faire une créance au client. Il marque le montant et le nom de la personne sur le cahier. Quel signe remarquable de la relation de confiance ! On ne demande pas de caution au client. Souvent pas même de pièce d'identité. Le propriétaire du magasin s'expose à ce que ce client ne paie pas sa note. Si c'est un touriste il ne le reverra pas. Si c'est un habitant local, c'est la relation future qui est en jeu. On se reverra. On fait crédit une fois, puis la prochaine il faut trouver une façon de s'expliquer, de vivre ensemble. Ce système dépanne la communauté. C'est pratique, tant que la communauté honore ses obligations. Si la communauté défaille, la confiance disparaît. Plus de cahier. Avec la confiance vient une plus grande liberté pour les habitants, et ainsi, une plus grande responsabilisation au niveau local, au niveau personnel. Tout ça parce qu'en tant que client vous avez une relation avec votre commerçant.

Les gros systèmes perdent cette flexibilité, cette capacité de discriminer positivement par la confiance. Imaginez un grand magasin. Allez à la caisse de Carrefour avec un panier de nourriture, demandez à votre caissier de vous faire créance jusqu'à votre prochaine visite. Si vous avez une carte de crédit pas de problème. Cela n'est pas une question de relation personnelle. Votre banque sait où vous trouver. Pour un grand magasin un système de confiance en argent liquide sans caution, juste parce que le caissier vous connaît et vous fait confiance, ça ne fonctionne pas. D'autres clients commenceront à faire la même chose, demandant le même « traitement équitable ». Comme on le fait pour un on doit le faire pour l'autre. Comment faire la différence entre à qui octroyer cette relation et à qui dire non ? Dans un village et, cela doit être répété, tant que la communauté honore ses paiements, ça reste possible. Tout en va de même : considérez la relation parent-enfant, employeur-employé, mari-femme, pas besoin d'ailleurs d'être marié, entre partenaires, amis. Quand la relation de confiance se développe la liberté aussi. Ce n'est pas que le travail d'une seule des deux parties. Chacun gère son contrat moral.

Vers une libération des souffrances inutiles et non nécessaires

Les souffrances utiles représentent le don de soi pour autrui ou une expérience enrichissante. Dans le don de soi nous transférons, volontairement ou pas, une partie de notre énergie, de notre capital vie, vers l'énergie des autres. Il y a un bénéfice pour nous, malgré cette perte, par la joie du bien-être de ces personnes.

Une expérience enrichissante nous apprend quelque chose. Nous souffrons une fois et apprenons à éviter de souffrir plus dans le futur. Il existe un bien par cette expérience. Peut-être pourrions-nous apprendre sans souffrir, c'est à méditer au cas par cas.

D'autres fois le destin en fait ainsi. Nous ne pouvons pas tout éviter, il y a un cours naturel et normal du fil du temps. Les souffrances sont celles contre lesquelles on ne peut rien. Cette catégorie et la précédente, qui a son utilité, couvrent de nombreux scénarios.

En dehors de ceux-ci nous trouvons l'évitable, le non-nécessaire, l'inutile. Etre libre et hédoniste invite à éliminer ces moments qui n'ont pas lieu d'exister. Ce sont les cas où, par chance, nous avons le choix, nous pouvons tout simplement dire non au déplaisir.

CHAPITRE 3

SE CALIBRER

La calibration n'est pas une question de longévité

La recherche de robustesse nous amène à étudier la longévité, ce qui représente la capacité de faire face aux perturbations que la vie comporte parfois. Cette transition pose une question : est-ce que vivre longtemps est un but en soi ? Non. Cependant les produits dérivés de cette étude sont plus intéressants, c'est-à-dire vivre avec toute notre énergie pour autant de temps qu'il nous a été donné sur terre. Cela signifie, par exemple, vivre sans maladie, être capable de soulever des objets lourds quand il le faut, sprinter, gravir des montagnes, nager sans douleur, donner à son esprit le calme et l'énergie pour produire, ou juste être là pour les gens qu'on aime. Un style de vie porté vers la longévité vous apporte ces choses-là immédiatement, pas plus tard, qu'on ait la chance ou non d'atteindre 100 ans.

Quand Robert Marchand qui a aujourd'hui 106 ans écrivit son autobiographie, il l'intitula « *J'ai eu 100 ans. Et alors ?* », ouvrage dont nous discuterons en détail. Sa longévité indique qu'il évita les maladies, mais son histoire est plus importante, ce qui fait de chaque jour son moment présent. Des milliards d'entre nous, plus jeunes que Robert, pouvons apprendre de sa vie pour trouver la force d'aller de l'avant quoi qu'il arrive. Ce chapitre suit les précédents : dans le passage sur l'autobiographie nous avons discuté d'éviter les distractions qui nous éloignent de l'essentiel, de la nécessité d'entretenir la liberté, qui elle-même demande que nous soyons en équilibre. Je suis un survivant d'une maladie qui aurait pu me tuer. Même quand je me sens fort, la mémoire de la nature éphémère de toute chose reste.

Enzo Ferrari, fondateur de la marque Ferrari, disait « *Pour finir premier il faut d'abord finir [la course]* ». C'est le cas pour tout projet. La puissance d'exister demande l'action dans l'immédiat et vers le but que vous vous fixez. Philosophiquement l'étude de la longévité cherche à éviter l'anti-longévité. C'est un but distinct de vouloir vivre le plus longtemps possible.

A la fin du chapitre précédent c'est une définition duale du risque qui a émergé. Si nous pouvons diminuer les risques qui n'en valent pas la peine nous pouvons investir cette énergie vers les risques qui ont un sens. Le temps passe en sens unique, on se doit de l'utiliser avec le cœur et l'esprit. Nietzsche inventa une métaphore pour agir avec le cœur ou la raison utilisant les dieux grecs mythologiques Apollon et Dionysos. Apollon représente l'ordre, le calme, l'équilibre, et la calibration qui les rend possibles.

Apollon, hypocondriaque

Ils pensent que c'est la fin dès qu'ils éternuent. Ils s'écoutent respirer. Ils écoutent battre leur cœur et s'alarment que le fait de s'alarmer le fasse battre trop fort. Quand ils n'entendent rien ils craignent d'être devenus sourds. Les hypocondriaques, personnalités obsessives avec la bonne intention de se protéger – ou d'informer leur entourage, par la prévention.

On peut distinguer ce malade souvent imaginaire de celui qui se veut dur, costaud, qui n'écoute pas son corps, et qui, à l'extrême opposé, pense que la force gravitationnelle c'est pour les autres. Parfois ces gens-là n'ont jamais été malades. Ils ne savent pas ce qu'est la maladie et ne se rendent pas compte de leur chance. Alors ils pensent qu'ils sont immunisés, tout à l'opposé des hypocondriaques. Malaise dans les extrêmes. On trouve une sagesse dans l'hypocondrie quand on lui enlève l'excès. On peut alors se demander, est-ce toujours de l'hypocondrie si l'excès de souci n'est plus là ? Remarquons autour de nous les gens qu'on qualifie parfois, ou qui se qualifient eux-mêmes de *pessimistes*. Ils ont une compréhension des petites probabilités et de leur impact si elles se matérialisent, s'ils les laissent se multiplier, prendre forme. L'animateur de télévision Michel Drucker plaisante sur sa nature hyper attentive à sa santé. À le voir toujours actif après tant d'années, constatons que ça lui a réussi.

Nous allons parler, apprendre à connaître le *cas Marchand*, Robert Marchand. À 106 ans, toujours rieur, il se dit ouvertement pessimiste, a toujours fait du sport pour *surcompenser la faiblesse*, et ne néglige jamais son corps. Il a tout le profil d'un hypocondriaque, sans l'excès de souci, sans le stress, sans surréaction. Continuons d'observer : certains font attention, on rit parfois un peu d'eux. On en voit d'autres être très durs avec eux-mêmes et avec leur corps, soumettant celui-ci à un puissant stress d'inactivité physique, comme si ce corps pouvait tout supporter. Ces non-sportifs sont des durs. Ils bénéficient de bons gènes, et de fait, ressentent moins l'impact du mal qu'ils encaissent. Là où ils bronzent d'autres prennent un coup de soleil. Là où ils prennent un peu de ventre par consommation de friandises, d'autres attrapent un mal d'estomac. Souvent les constitutions physiques ne sont pas identiques. Le corps n'envoie pas les mêmes messages.

Le problème de l'hypocondrie provient de la perte de calme, réaction inadéquate alors que le signal contient une information importante. On jette le bébé avec l'eau du bain. C'est similaire dans ce sens à la façon dont trop de gens argumentent sur les idées religieuses. On refuse l'historicité, on conclut que les faits des textes religieux n'étaient pas réels, et on renonce à ce qui rend la religion utile, noble, nécessaire. On perd le sens de l'art, de la mythologie, d'une culture qui réunit un peuple, qui participe à donner un sens à la vie. C'est le problème des athéistes : ils ont tendance à tout jeter, agissant de manière aussi fondamentaliste que le fondamentalisme qu'ils souhaitent combattre. Notre corps nous envoie des messages si nous écoutons. Nous ne sommes pas que notre corps, mais il est le véhicule de notre voyage, le seul que nous avons dans cette capsule que représente la vie.

Traiter les problèmes à la source quand ils sont minuscules est plus simple que les traiter une fois qu'ils ont pris de l'importance. C'est la sagesse d'Apollo, pragmatique et non excessif, qui paie ses petites dettes dès qu'il les observe.

Toute cellule a un rêve

Nous ne savons pas d'où nous venons.
Nous ne savons pas où nous allons.
Nous sommes tous des égarés [14].
— Jean D'Ormesson

Il est difficile d'imaginer ce que représentent des milliards d'années. Notre échelle humaine est si courte en comparaison. Même l'histoire de la civilisation n'est qu'une toute petite partie de l'histoire de la vie. Et cette vie a commencé par une seule cellule. Il y a toujours une première fois, et une cellule fut la première sur terre. Bravo à elle ! Quand nous étions à cet instant, quel était l'intention de cette cellule ? Était-elle une cellule bénéficiaire ou néfaste ? Nietzsche nous répondrait peut-être *ni l'un ni l'autre*, car selon lui la société définit le bon comme l'opinion de la majorité, et le mauvais comme celle de la minorité. Seule vie sur terre, elle était juste *vivante*.

La nature et l'évolution ont-elles une intention ? La question fait l'objet d'argumentations. Les créationnistes voient un Dieu

---

14   Discussion sur son ouvrage Guide des Égarés, https://youtu.be/ ld1osuzdG-8?t=873

personnifié avec une conscience, qui nous observe de loin, qui nous juge, et qui a créé le monde dans lequel nous vivons. Il a donné des ailes aux oiseaux afin qu'ils puissent voler. On peut conceptualiser une évolution directionnelle, intentionnée en tant que scientifique. Par instinct de survie, par volonté de l'esprit sur le corps, une espèce peut-elle engendrer un changement de son capital génétique ? Formidable interrogation. Si c'est le cas il y aurait une volonté des cellules, des organismes, et cette volonté pousserait ces tout petits changements au fil du temps, qui en s'accumulant et se développant produiraient le changement des espèces. La notion de téléonomie étudie cette question, avec aujourd'hui pour postulat que non, l'évolution n'a pas de direction *a priori*. A chaque cycle de reproduction biologique, le patrimoine génétique d'une cellule, d'un animal, d'une plante, subit un tout petit changement, et ce changement est aléatoire. On hérite de ses gènes, on hérite de ses mini-mutations, et si ces mutations sont bénéfiques elles permettront de se reproduire, donc de passer l'ADN, et petit à petit cette sélection change une espèce en une autre. Cela prend des millions d'années. D'un point de vue téléonomique, une cellule ne souhaite pas acquérir quoi que ce soit. Une phrase de Jacques Monod, chercheur qui a étudié le sujet donne une nuance à cette non-intention biologique : *Chaque cellule a un rêve, devenir deux cellules.* Le changement n'est pas une intention biologique mais la multiplication le serait. Il y aurait une intention, celle de vie, pas seulement au niveau de l'individu mais aussi au niveau cellulaire. Nature fractale ? Les formes qui existent à grande échelle se retrouvent à petite échelle.

À une échelle du temps que veut dire la phrase de Monod ? Nous sommes des messagers, des voyageurs. Une cellule porte un code, une énergie qu'elle désire partager. Quand une cellule devient deux cellules, à l'étape suivante dans la mesure où elles se trouvent dans un environnement propice deux cellules deviennent quatre cellules. La loi des cellules est multiplicative, non additive. Cela peut sembler trivial, voyons le résultat d'un processus multiplicatif comparé à un processus additif :

Nombre de cellules

Heure	Additif	Multiplicatif
1	1	1
2	2	2
3	3	4
4	4	8
5	5	16
6	6	32
7	7	64
8	8	128
9	9	256
10	10	512
11	11	1 024
12	12	2 048
13	13	4 096
14	14	8 192
15	15	16 384
16	16	32 768
17	17	65 536
18	18	131 072
19	19	262 144
20	20	524 288
21	21	1 048 576
22	22	2 097 152
23	23	4 194 304
24	24	8 388 608

Quand on compare l'effet multiplicatif on réalise la puissance de l'hypocondrie. L'individu attentif se dit que chacun d'entre nous avons quelques petits maux, quelques petites cellules indésirables. Il est au contraire désirable de laisser ces cellules en quantité restreinte afin qu'elles n'aient pas l'occasion de devenir dérangeantes. Une cellule problématique ça va. Huit millions de cellules bonjour les dégâts. Les résultats du tableau sont atteints en partant d'une unité, doublant chaque heure pendant une durée d'un jour.

Remonter le temps en se projetant dans le futur

Paroles de la chanson Hiro du chanteur Soprano :

J'aurais aimé voyager à travers le temps
J'aurais aimé voyager à travers le temps
Si j'avais eu le pouvoir de Hiro Nakamura
Je serais parti revivre la naissance de Lenny et d'Inaya
J'aurais été à Sanaa Boycotter le décollage de l'A310 de la Yemenia
J'aurais été voir mon grand-père une dernière fois
Dire que je m'occupe de sa fille, qu'il ne s'inquiète pas
Je serais parti voir Martin Luther King
Après son discours, lui montrer la photo de Barack Obama
J'aurais été au temple d'Harlem
Pousser Malcolm de la scène avant qu'une balle l'atteigne
J'aurais été dans la cellule de Mandela
Pour lui dire 'tiens l'coup,
Tes idées seront président du Sud-Africa
Amoureux de lady Diana,
J'aurais créé un gigantesque bouchon sous le pont de l'Alma

J'aurais été aux Bahamas
Pas pour les vacances mais pour vider la soute de l'avion d'Aaliyah
J'aurais aimé voyager à travers le temps
J'aurais aimé voyager à travers le temps
J'aurais aimé voyager à travers le temps
Si j'avais eu le pouvoir de Hiro Nakamura
J'aurais été au combat de Mohamed Ali à Kinshasa
Puis, j'aurais été fêter l'indépendance de mes Commores
Dans les bras de mon grand-père avant sa mort
Puis, un petit tour au Paris-Dakar en pleine savane
Pour boycotter l'hélico de Daniel Balavoine
Moi qui aime les vérités de ceux qui portent un nez rouge
J'aurais été crever les pneus d'la moto à Coluche
J'aurais été accueillir Mahomet à Médine
Puis aller voir la Mer Rouge, laisser passer Moïse
J'aurais été à la naissance du fils à Marie
Deux heures après, faire la marche du sel avec Gandhi
J'aurais été m'asseoir auprès de Rosa Parks
Puis à Woodstock pour vivre un live de Jimy Hendrix
J'aurais été à l'anniversaire de la Motown
Pour aller voir Mickael nous faire le moonwalk
J'aurais été à New-York
Pour déclencher à 7h une alerte à la bombe dans les 2 tours
J'aurais été en Irak
Apprendre aux journalistes à mieux viser avec leur chaussure
J'aurais été en Afghanistan
Jeter les caméras de la dernière interview du commandant Massoud
J'aurais été en Angola
Pour aller dire à l'équipe d'Adebayor de ne pas prendre la route
J'aurais été à Clichy-sous-Bois

Débrancher le transpo d'EDF avant que Zyed et Bouna arrivent
J'aurais été chez Kunta Kinte ou sur Gorée
Pour leur donner des fusils avant que les colons arrivent
J'aurais été voir les tirailleurs africains
Pour leur dire qu'on traite leurs enfants de sales immigrés
J'aurais été en Autriche,
J'aurais tout fait pour que les parents d'Adolf Hitler ne se
rencontrent jamais
Même si j'avais eu le pouvoir de Nakamura
Qu'aurais-je pu pour Haïti, le tsunami ou Katrina?
Qu'aurais-je pu pour l'Alaska?
Tout ce que la nature nous a donné
La nature le reprendra
Tellement de choses que j'aurais voulu changer ou voulu vivre
Tellement de choses que j'aurais voulu effacer ou revivre
Mais, tout cela est impossible ami
Donc j'inspire un grand coup et je souffle sur ma 30ème bougie
J'aurais aimé voyager à travers le temps
Mais on ne peut vivre que le présent
On ne peut vivre que le présent

La prévention est invisible

Usain Bolt, coureur le plus rapide de l'histoire, confesse que le moment la course, de la compétition où les caméras affluent, ces 10 secondes ne représentent que peu. Pour Bolt « *It all happens behind the scenes* »[15]. L'important se passe à l'envers du décor. Le public ne voit pas l'envers, les heures passées à

---

15   Documentaire sur la vie d'Usain Bolt, http://www.imdb.com/title/ tt4647900/

s'entraîner, à faire le travail. Un athlète ne peut pas envoyer quelqu'un d'autre pour faire le 100 mètres à sa place. On doit y aller soi-même. C'est un job d'équipe – l'athlète ne peut quasiment rien accomplir seul. Mais il lui est impossible de déléguer certaines tâches.

La prévention c'est éviter un problème, parfois minime, parfois dramatique. Ce phénomène est largement invisible, que ce soit dans les sports, dans le domaine de la santé ou le domaine commercial. Tant d'employés résolvent des problèmes potentiellement énormes avant qu'ils ne se matérialisent, parfois sans que personne ne réalise l'importance du travail accompli. Ces employés ne feront pas de bruit, pas de marketing personnel pour valoriser leur action qu'ils jugent normale. Leurs chefs ne le verront peut-être pas. Dans tous les domaines il se passe beaucoup plus de choses que l'oeil ne perçoit. Le fait qu'on ne voit pas la prévention la sous-valorise.

Considérez que les accidents de voiture sont une des plus grandes sources de décès prématurés. Même sans perdre la vie un accident de la route fait des dégâts. En amont, les efforts de sécurité routière ont considérablement diminué le taux de fatalité lorsqu'on prend le volant. Meilleurs véhicules, limitations de vitesse, lois sur la consommation d'alcool au volant. *On ne réalise pas* que tant de vies ont été sauvées.

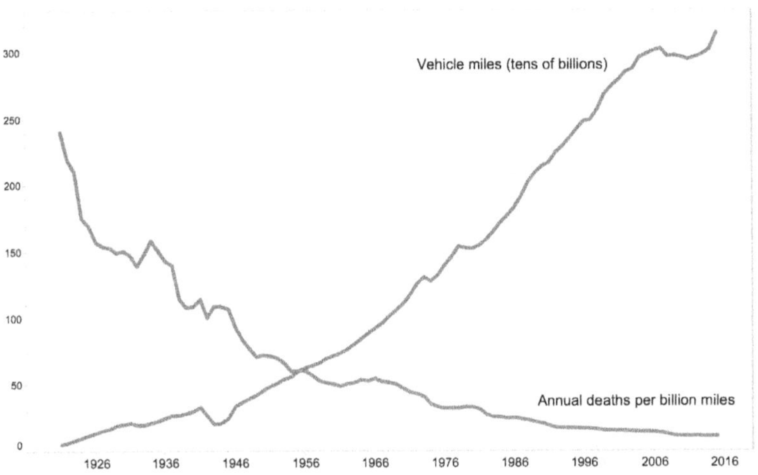

- CC BY-SA 3.0, https://commons.wikimedia.org/w/index.
php?curid=17092427

On passe à côté des dangers, et parfois on réalise avoir évité de près une collision. Peut-être est-ce dans ces rares moments qu'on prend conscience de la prévention. On se dit qu'on y a échappé de peu. Cela arrive tous les jours à tous, et cela échappe à nos sens. On ne perçoit quasiment jamais ce qui est évité.

Cela est d'autant plus délicat qu'il faut ensuite séparer ce qu'on peut appeler l'inévitable, la fatalité, le sens naturel de la vie, et précisément, l'évitable. Il faut chercher les méthodes pour influencer le cours des choses. C'est possible. Regardez le graphique des accidents de véhicules motorisés. La courbe rouge qui descend c'est la liberté qui avance, la fatalité qui recule. Il en va de même dans d'autres domaines. Résumons :

Réparer la casse	Prévenir la casse
On n'a pas pu éviter le problème	On évite le problème
Les médias ont du matériel pour en parler	Rien ne se passe, rien à dire
Plus coûteux	Moins coûteux
Capitaliser sur le changement et le bruit	Capitaliser sur la continuité

Sources d'information qui éduquent : les statistiques correctement mesurées sur de gros échantillons, sur de longues échelles de temps, sur des sujets représentatifs de votre domaine spécifique d'intérêt. Ces données représentent souvent le contraire du sensationnel des journaux qui sur-exposent les évènements rares et sous-exposent les dangers plus fréquents, plus probables. Quand un terroriste tue une personne il fait la une des médias qui, d'une certaine manière, le récompensent. Quand le diabète tue des millions de personnes dans le même intervalle de temps, en parle-t-on autant ? Comment éduquer sur le diabète, les maladies cardio-vasculaires, les cancers, ces tueurs silencieux souvent évitables par l'éducation et la prévention, quand la foule brûle de désir pour le sensationnel et la désinformation ?

La découverte de la dose-réponse

Dans la légende de l'alchimie on pratique la transformation des métaux, en particulier celle de la transformation du plomb en or. La culture de l'alchimie fut populaire avant l'apparition de la chimie scientifique. Lorsqu'une science devient exacte, on comprend les mécanismes de transformation. Une partie de la légende disparaît. Paulo Coelho tourna le sujet en un roman philosophique en 1988, *l'Alchimiste*, dans lequel le protagoniste parcourt le monde en quête de son destin, pour réaliser que ce qu'il désirait c'était le voyage plus que la destination. La vie a le sens qu'on lui donne, c'est un processus alchimique. Mais bien avant Coelho, un autre alchimiste cherchait à rationaliser science et spiritualité, un fils de médecin et médecin lui-même, Philip von Hohenheim. Il se donna un nom d'emprunt pour ses travaux : Paracelse. Sur l'étymologie du nom, *Para* signifie supérieur, et *Celse*, en référence à Aulus Cornelius Celsus, auteur de l'ouvrage *De Medicina*, qui fut pendant des siècles la référence dans le domaine des soins de santé. Von Hohenheim plaisantait souvent avec un humour implicite, le nom qu'il choisit annonce la couleur. Il voulait surpasser le maître, à commencer par prendre un nom qui signifie « Par-delà Celse ». Il vécut dans les années 1500 et son travail fut un des premiers à faire bifurquer l'alchimie vers une chimie d'expérimentation. Une partie de son travail se porta sur la survente de produits médicamenteux, pratique courante de la médecine de l'époque. On trouve cette phrase dans ses traités :

« Je souhaite que le pieux et ceux qui veulent avoir la conscience tranquille ne lisent pas mes travaux [...] car mes travaux sont une réponse que j'ai dû écrire par nécessité [16]. »

On connaît peu de Paracelse en dehors de ses manuscrits. L'intérêt pour la médecine était de famille, mais Paracelse se trouva mal à l'aise avec l'ordre établi de la profession. Il prit une carrière solitaire. On observe un homme mal compris qui cherchait à mettre en garde, à protéger les siens, alors que la masse de la société n'écoutait pas, n'était pas assez éduquée pour comprendre. Seizième siècle, vingt-et-unième siècle : l'histoire se répète en éternel retour Nietzschéen. Un paragraphe des écrits de Paracelse illustre son style et sa pensée :

« Par nature je ne vais pas dans les subtilités, ce n'est d'ailleurs pas l'habitude de ma région natale de tourner autour du pot. On ne nous a pas élevés avec des figues, de l'hydromel ou ces aliments délicats, mais avec du fromage, du lait et des gâteaux de céréales ce qui ne peut pas donner à quelqu'un une disposition subtile. Par ailleurs un homme s'accroche le restant de sa vie à ce qu'il a reçu dans son enfance, et mon enfance fut dure en comparaison à ceux qui ont vécu dans le sur-raffinement, le subtil et le confort. Comprenez donc que ceux qui ont grandi avec de doux vêtements dans des appartements de femmes, et des gens comme nous élevés dans

---

16   *Four Treatises of Paracelsus*, Baltimore and London, The Johns Hopkins University Press. Citation traduite de l'anglais. Page 40

*la campagne et dans les pommes de pin, avons du mal à se
mettre sur la même longueur d'ondes* [17]. »

Avant de se pencher sur le côté scientifique des propos
de Paracelse on trouve encore beaucoup d'observations
alchimiques. Il fait un discours long sur les effets des
expériences vécues jeunes, et sur les effets de la nourriture sur
l'attachement émotionnel d'une personne à une autre. Ainsi
quand une personne cuisine pour une autre elle développe
une influence sur celui qu'elle nourrit, produisant selon lui
un amour éternel [18]. Il faut placer le texte dans son contexte
culturel et historique, extrayant non pas littéralement ce qu'il
dit mais ce qu'il veut dire. Il approche le sujet de la religion
avec humour d'un point de vue panthéiste. *Deus Sive Natura*,
disait Spinoza une centaine d'années plus tard. *Quand je dis
Dieu je dis Nature. Quand je dis Nature je dis Dieu.* Dans les mots
de Paracelse :

> *« Si Dieu créa le Bien et le Mal et que ces deux forces n'arrivent
> pas à se mettre d'accord, Dieu créa aussi le médecin afin qu'il
> puisse clarifier pour les mortels comment se protéger* [19]. »

Il insistait sur un principe essentiel : la médecine doit mettre
l'intérêt à long-terme du patient en première priorité. L'intérêt
du médecin doit devenir une conséquence d'un patient qui va

---

17   Paracelsus, *Selected Writings*, Princeton University Press 1979. Page
3 post préface. Traduit de l'anglais.
18   *Four Treatises of Paracelsus*, Baltimore and London, The Johns
Hopkins University Press. Citation traduite de l'anglais. Pages 156-157.
19   *Four Treatises of Paracelsus*, Baltimore and London, The Johns
Hopkins University Press. Citation traduite de l'anglais. Page 67

bien ou mieux. Si c'est le cas le médecin a fait son travail. La médecine qu'il observait était une médecine de profit financier. On racontait des histoires aux patients afin de les extorquer, leur donnant des remèdes qui n'en étaient pas, ou en surdosant ces derniers. Cette surdose constitue l'élément primordial des études de Paracelse. Il inventa ce qui devint plus tard la toxicologie. On prit Paracelse pour quelqu'un d'amer, qui n'aimait pas le système, l'argent, le succès. Au contraire – mais il faut lire ses phrases en entier, dans le contexte qu'il leur donnait. Ainsi dans ses sept défenses, *Seven defensiones* :

> *« Celui qui peut remplir ses poches d'Or on le félicite, c'est un bon physicien. De cette manière les pharmaciens et quelques cosmétologues se mettent à la médecine, la traitant comme un commerce de stockage et vente. Ils pratiquent ça sans problème de conscience ou responsabilité, ignorant même leur âme. [...] Avoir un brin de compassion pour autrui et se laisser guider par l'amour du prochain, ces choses-là ne font pas partie de leur culture* [20]. »

A cette époque la médecine n'était pas réglementée comme elle l'est aujourd'hui, il faut être homologué pour pouvoir vendre certains médicaments. Malgré les progrès en matières scientifique et réglementaire, le sujet du surtraitement reste d'actualité. Au patient de s'informer sur les effets secondaires néfastes, qu'ils soient immédiats ou qu'ils adviennent bien plus tard, dans des circonstances qui rendent la relation de causalité potentiellement indétectable.

---

[20] *Four Treatises of Paracelsus*, Baltimore and London, The Johns Hopkins University Press. Citation traduite de l'anglais. Page 31

Cette crise d'éthique continue à inciter le secteur privé de la santé à maximiser les profits. Le patient le plus profitable consomme le maximum de médicaments dès que possible et le plus longtemps possible, formule d'une maximisation de ventes par individu. Il existe des entreprises honnêtes, des médecins prudents, compassionnés, il faut les trouver ! Ne pas se fier aveuglément à une campagne publicitaire. Le bouche à oreille, la relation de long terme entre le médecin et son patient, voilà des méthodes de sélection qui me semblent plus sages.

La question reste ouverte : peut-on rendre la sagesse populaire, accessible à tous ? Paracelse tenait un point de vue fort pessimiste à ce sujet : « *la foule désire qu'on lui mente*[21]. » On n'a pas besoin d'être en accord avec Paracelse sur la totalité de l'ouvrage. Mais il n'est pas seul à faire l'observation. Lisons Steve Jobs, fondateur contemporain de l'entreprise Apple dans un entretien sur ce que désire la société :

« Quand vous êtes jeune, vous regardez la télévision et vous vous dites, c'est une conspiration. Les chaînes de télé se sont mises ensemble pour rendre la population complètement débile. Mais quand vous vivez un peu plus, vous vous rendez compte que ce n'est pas le cas. Les chaînes de télévision donnent juste au public le contenu qu'il demande. C'est beaucoup plus déprimant. La conspiration donnerait de l'optimisme ! On peut éliminer les imbéciles au pouvoir ! On peut faire la

---

21   Four Treatises of Paracelsus, Baltimore and London, The Johns Hopkins University Press. Citation traduite de l'anglais. Page 32

*révolution ! Mais ces chaînes de télévisions, elles ne font que
satisfaire le consommateur. C'est la vérité*[22]. *»*

Ce que Paracelse faisait, ainsi que Jobs et ceux qui ne veulent
pas d'un système débilitant, c'est vivre en retrait, éliminer le
bruit. La révolution en tant que changement du système n'est
pas possible. Cependant, on peut se changer. On peut créer
des micro-révolutions, un terme qu'utilise Michel Onfray.
Comme le souhaitait Hippocrate, avec un patient éduqué
un médecin sans éthique va se faire détecter. L'éducation.
Quand l'acheteur, quand le consommateur devient intelligent,
le producteur est forcé de s'adapter.

Le sujet de la dose-réponse commence par un point de
vue ascétique : la plupart des choses ont un coût, donc en
réduisant achat et absorption on réduit également les effets
secondaires qu'elles créent. Pourtant la consommation est
nécessaire à la vie. Les ouvrages de Paracelse, en tant que
médecin et toxicologue, portaient souvent sur les travailleurs
de zones minières. Les hommes exposés aux gaz toxiques
et au contact répété aux métaux devenaient malades, la
main d'oeuvre humaine était le seul moyen d'extraire ces
métaux. Il n'existait pas à cette époque d'outil industriel ou de
masque suffisamment protecteur comme on les a aujourd'hui.
Aujourd'hui nous sommes exposés à d'autres toxines.

Sur la nécessité et l'ascétisme :

*« Par ailleurs nous devons aussi acquérir l'or, l'argent, et
d'autres métaux comme le fer, l'étain, le cuivre, le plomb et*

---

22   Entretien avec le journal WIRED, 1996 : https://www.wired.
com/1996/02/jobs-2/

le mercure. Si on choisit de les acquérir on doit risquer corps et vie dans une bataille avec de multiples ennemis. Il en va de même des autres nécessités d'une vie en bonne santé. Rien n'existe qui ne contienne pas l'ennemi à l'intérieur[23]. »

D'un point de vue sémantique et philosophique, une substance n'est ni bonne ni mauvaise. Le café n'est pas bon ou mauvais pour la santé. Il est bon s'il est consommé en quantités équilibrées, au bon moment de la journée, la liste des « si... » est longue. Comprendre les mécanismes demande plus qu'une réponse binaire, ce que bien d'articles scientifiques cherchent à apporter. On peut résumer jusqu'au point où l'omission enlève le sens, fait dire jusqu'au contraire de l'expression avec son contexte. Le fondement de la toxicologie est bâti sur un processus chimique, biochimique. Notre corps a une capacité finie d'interaction avec les éléments et d'absorption de nutriments et d'élimination des toxines. Cette capacité n'est pas infinie, donc la quantité est aussi importante que la qualité, c'est-à-dire la substance. Hippocrate le disait il y a plus de vingt siècles. Paracelse se battit pour faire passer ce message. Du même traité il explique de plusieurs façons :

« Le poison est la création de la Nature et de Dieu

[...] Et malgré le fait que tu boives du poison il ne te fera pas mal (en quantité infinitésimale)

[...] Comment quoi que ce soit peut s'avérer utile si la dose n'est pas respectée ?

[...] Cela veut dire, pas trop, mais aussi suffisamment

---

23   *Four Treatises of Paracelsus*, Baltimore and London, The Johns Hopkins University Press. Citation traduite de l'anglais. Page 68

[…] Toute chose est poison, et rien n'est sans poison
[…] La dose fait le poison »

Repenser le poison c'est assimiler la toxicité à la quantité. La toxicité n'est pas qu'une question de substance. Cette quantité peut être nulle : certains éléments sont néfastes même en quantité infinitésimale, telle que le mercure. Les homéopathes argumentent parfois différemment, mais en homéopathie la dose est tellement faible qu'on ne trouve pas de molécule de l'ingrédient actif, on a donc affaire à une quantité équivalente à zéro. La théorie de l'homéopathie c'est une sorte de magnétisation par proximité de très faibles quantités d'un ingrédient actif, qui donnerait aux granules de sucre leur capacité de traitement. Effet placebo ? Aucun effet ? Ou effet par phénomène équivalent à l'épigénétique, l'agitation par proximité donnerait au sucre des granules une capacité active ne nécessitant pas de molécule de l'ingrédient activateur ? L'avenir le dira.

Comprendre l'empoisonnement permet d'appliquer le concept au sport. Nous allons parler des courses d'endurance très longues comme le marathon. Chez les marathoniens il y a un proverbe : *on est prêt pour la prochaine course une fois qu'on a oublié la douleur de la précédente.* La course à pied est un sport accessible à tous, praticable partout. Elle muscle le système cardio-vasculaire, purifie le sang des sucres et autres énergies excessives, on transpire, ce qui purifie également le deuxième plus large organe de purification du corps : la peau. La force de gravité et les coups de chaque pas de course renforcent les os. Tout cela est très bien, jusqu'à une limite. La question : où se trouve cette limite ? Elle dépend de facteurs qui sont au-delà du sujet de ce livre et des compétences de l'auteur. Mais je peux vous dire par expérience que courir la distance d'un marathon demande un entraînement préalable important. On ne se pointe pas sur la ligne de départ sans avoir fait beaucoup de sport avant la course, sans s'être habitué à tolérer de grandes quantités de forces oxydatives.

Même ceux qui s'entraînent mettent le corps à l'épreuve par surdosage des effets sinon bénéfiques du sport. Avec de l'entrainement adapté et un corps en bonne santé il est possible de terminer avec peu de douleurs, je l'ai fait au deuxième marathon. Le premier fut une destruction quasi-totale de mes jambes pourtant bien musclées pour le vélo. Pendant deux semaines je ne pouvais plus marcher, plus monter ou descendre les escaliers. Quand je rentrais dans ma voiture il me fallait soulever chaque jambe de mes bras tant je m'étais fait mal. Moi le sportif, je m'étais empoisonné de sport par excès de distance.

On s'empoisonne aussi du contraire. L'inactivité physique représente une forme d'empoisonnement par dose insuffisante d'activité sportive. On peut amasser cette quantité toxique de deux manières. La première est par dose extrême sur une courte durée de temps. C'est le problème des astronautes. Le manque de force de gravité dans l'espace enlève le stimulus au corps, présent avec la force gravitationnelle sur terre. En quelques semaines un astronaute fragilise ses os, ses muscles s'atrophient, sorte de choc par manque de stimulus. Ce choc toxique arrive d'une deuxième manière avec l'inactivité physique quotidienne. Nous faisons de plus en plus un travail sédentaire, et l'on peut passer toute la journée assis, sans que le cœur ne batte suffisamment fort pour se renforcer, ou au moins rester capable. Il en va de même pour les organes qui s'affaiblissent petit à petit, sur une échelle de temps plus grande. On laisse passer les années, les décennies, on perd de sa masse musculaire et cardiaque. Modernité ! Pour chaque zone de confort fragilisant, à nous de trouver une surcompensation, un stress bénéfique approprié.

Cette inactivité peut se comparer ou s'ajouter à un sommeil excessif. Au-delà d'un effet réparateur d'une nuit de 6 à 12 heures il n'y a pas d'effet bénéfique à dormir 48 heures d'affilée. Au contraire, trop dormir n'est pas bon. Les besoins de la vie adulte nous donnent rarement ce luxe indésirable. Bien plus souvent c'est du manque de sommeil que nous souffrons. Priver quelqu'un de dormir n'est pas très différent d'un empoisonnement. La personne ne peut plus penser, plus travailler. Quand je tente de faire une séance sportive intense en ayant peu ou mal dormi mon corps ne veut pas. Il ne peut pas. Il dit *Stop* ! Tous les signaux physiologiques découragent le corps de monter en puissance. Ce dont a besoin le corps à ce moment-là c'est de repos. Nous sommes une mécanique complexe, fragile, toutes les variables qui déterminent notre fonctionnement doivent être en équilibre paraceltique : avoir juste assez de ressources, mais pas trop. Chaque extrême de chaque variable est néfaste. Une exception cependant que nous allons discuter plus tard : l'hormèse, qui est un effet bénéfique à une dose légèrement supérieure à la moyenne. C'est la base de l'entraînement sportif. Stimuler suffisamment pour renforcer, mais sans se blesser.

Aponie et ataraxie

Qu'est-ce que la grande santé ? On peut la définir de manière positiviste : une bonne pression artérielle, un électrocardiogramme dans les normes, une analyse sanguine qui l'est également, un individu qui se sent bien, qui a suffisamment de force, souplesse et coordination pour accomplir la vie de tous les jours. Avec cela on a tout dit. On doit faire un inventaire des paramètres à valider pour déclarer une santé « bonne ». D'autre part, ça ne passe pas le test de simplicité. A cela les philosophes épicuriens utilisent le terme d'*aponie*, qui prend le concept à l'envers. Au lieu d'ajouter des critères ils prennent un critère unique, négatif.

Ainsi, l'aponie est l'absence de douleur ou de mal-être physique. Les perturbations à l'équilibre du corps sont perçues comme absentes, on déclare alors le patient physiquement sain. Cette manière « *via negativa* », par l'absence de mal, donne une vue du bien. C'est intéressant, mais on sait aujourd'hui qu'au niveau physiologique il arrive que le corps ne détecte aucun symptôme, aucun mal apparent, et que pourtant des maux latents existent, qui doivent être traités. Le taux de cholestérol par exemple ne cause pas de douleur quand il est élevé, cependant il cause des dommages sur de longues années. On peut réfléchir sur ce concept philosophique d'aponie, en le complétant par ce que la science nous donne aujourd'hui. Seule, l'aponie ne suffit pas.

Le concept jumeau de l'aponie est plus clair, moins à nuancer. L'*ataraxie* définit l'absence de troubles spirituels. Utilisée par Démocrite puis par les Épicuriens, l'ataraxie définit peut-être le bonheur de façon plus concrète que la définition même d'être heureux. Qu'est-ce vraiment que le bonheur ? La sensation de contentement est piégeuse. Elle ne dure pas. Elle laisse son opposé, le souci, la tristesse au pied de la porte, prête à prendre la relève. Le bonheur c'est aussi un état statique, prisonnier de lui-même. Ne pas être malheureux, ne pas être déprimé, ne pas être sans énergie spirituelle, là on définit quelque chose de plus concret ! Voilà l'ataraxie. Être heureux on ne sait pas toujours ce que ça signifie. Mais le mécontentement et la frustration ont des causes plus faciles à discerner, à éliminer, à éviter.

Hormèse, le processus biologique du renforcement

Tout riche que Warren Buffett puisse être financièrement on entend souvent l'homme être modeste en abordant le sujet de la santé, humble avec le corps, seul actif, en terme comptable, de notre physiologie. *Nous n'avons qu'un seul corps pour toute la vie,* dit-il. Faisons ce qu'on peut pour utiliser cette énergie finie sans gaspillage. Qu'observent les biologistes des cellules et de leur réponse aux stimuli ? Paracelse donna l'essence, la direction à suivre. Plus tard le terme d'hormèse compléta ses découvertes.

On définit l'hormèse en biologie comme une réaction non-linéaire à une substance. Simplement dit, on peut réagir positivement à une petite dose, négativement à une forte dose ou l'absence de toute dose, et vice versa. Voilà l'hormèse. Nous avons évoqué certaines substances comme le mercure qui ont une action négative même en toute petite quantité. Donc, pas de bénéfice et pas d'hormèse. Cependant dans de nombreux autres cas on s'aperçoit que les petits chocs et que certaines toxines en toute petite quantité peuvent contribuer à rendre un organisme plus fort.

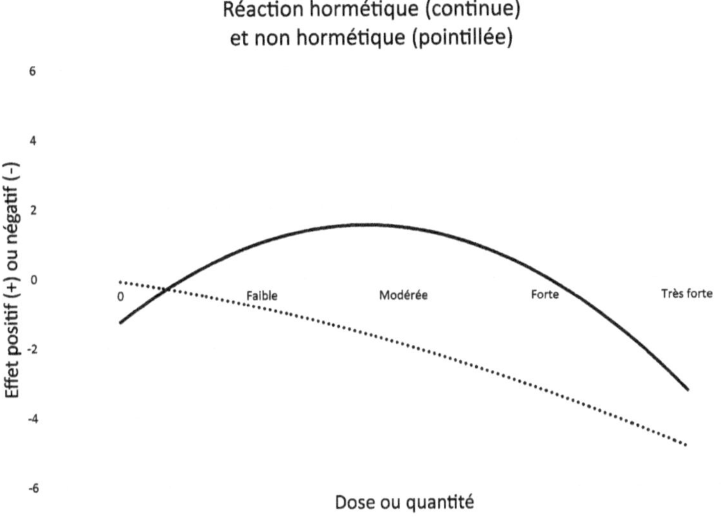

Des études ont montré par exemple que des organismes exposés à de faibles doses de microbes qu'on trouve dans un jardin, un terrain de jeu en nature dans la petite enfance développent une meilleure résistance aux maladies intestinales une fois adultes, ainsi qu'un taux d'asthme moindre que ceux exposés à un environnement complètement propre et stérile[24]. Une grande quantité de microbes rend malade. Mais une absence totale de ces derniers semble rendre l'organisme plus fragile. Le microbe, intrinsèquement, n'est pas bénéfique ou néfaste. De quoi est

---

24   Microbial Exposure During Early Life Has Persistent Effects on Natural Killer T Cell Function, 2012, http://science.sciencemag.org/content/336/6080/489

composé notre ventre ? De millions de microbes nécessaires à notre santé, qu'on appelle le microbiome. La science ne connaît pas encore comment notre organisme fonctionne malgré les décennies de recherche. Mais on s'aperçoit que nettoyer excessivement, vouloir stériliser notre environnement afin de ne pas attraper de maladie, cela même pourrait nous rendre malade ! On a donc une réaction à trois phases. Phase 1, stérilisation totale, environnement sous-optimal pour la vie. Phase 2 : légère exposition aux organismes et substances dans une vie de tous les jours qu'on peut qualifier de normale. Phase 3 : une exposition excessive en quantité de microbes, ou à de nouveaux organismes auxquels le système immunitaire ne peut pas répondre de façon adéquate. Deux de ces trois phases, deux de ces trois quantités de microbes sont problématiques : trop peu, l'organisme n'est suffisamment stimulé. Trop de quantité, il ne peut plus faire face. C'est entre ces deux doses qu'on observe un bénéfice, un équilibre biologique, une réaction hormétique.

On retrouve ces trois phases dans de nombreux domaines. Trop de temps passé sous le soleil entraîne des brûlures, qui en se répétant contribuent au vieillissement de la peau. C'est la troisième phase de l'hormèse, un excès. Mais vivre sans jamais s'exposer au soleil est aussi néfaste. Lorsqu'on s'expose aux rayons du soleil notre peau produit la vitamine D, appelée vitamine mais qui en réalité se trouve être une hormone. Les enfants qui ne voient jamais le soleil souffrent parfois de fragilité osseuse et d'autres maux[25]. Des pilules existent aujourd'hui, qui

----

25   Sunlight and vitamin D for bone health and prevention of autoimmune diseases, cancers, and cardiovascular disease, http://ajcn. nutrition.org/content/80/6/1678S.full

fournissent la vitamine D sans exposition nécessaire au soleil. L'argument de certains médecins et dermatologues est que ces pilules donnent le bénéfice sans risquer l'endommagement de la peau. Je suis fort sceptique sur la substitution d'une source naturelle de nutrition par une alternative artificielle. Est-ce la même molécule dans le flacon que celle que notre corps fabrique ? On sait par exemple qu'on ne greffe pas un organe facilement. L'organisme parfois refuse le remplacement, les cellules ne sont pas équivalentes. De même ces nourritures synthétiques ne sont pas a priori une copie parfaite de leur version naturelle. D'autre part s'exposer au soleil c'est laisser tout le corps respirer, interagir avec les rayons, donner aux yeux une lumière naturelle – évidemment faire attention à ne pas surexposer, et quand la peau fabrique la vitamine D elle le fait en utilisant le cholestérol, le *7-dehydrocholesterol*[26].

Il faut donc des patients éduqués et responsables de la dose à laquelle ils s'exposent, comprendre les trois phases mais pas seulement. On doit comprendre aussi qu'un ingrédient n'est pas équivalent à ce que certains décrivent comme tel. Quand on remplace une molécule par une autre supposée égale on change le style de vie. On modifie d'autres variables, les cofacteurs, donc les réactions qui accompagnent l'ingrédient original. Les cofacteurs sont plus importants que beaucoup ne le pensent.

Une des méthodes pour trouver un équilibre, c'est-à-dire éviter les abus mais aussi les carences, est de varier les sources d'alimentation, varier les sources d'exercice physique. Le centenaire Robert Marchand a emmené une fois une équipe

---

26   Vitamin D and your health: Breaking old rules, raising new hopes
http://www.health.harvard.edu/mens-health/vitamin-d-and-your-health

de journalistes au supermarché. Ces derniers remarquèrent qu'il y alla en marchant à vive allure. Une fois au magasin il leur expliqua quelques concepts, l'un d'eux était qu'il fait un effort conscient pour se procurer des ingrédients variés d'une semaine à une autre. Il se tient à du poisson une fois par semaine, viande une fois par semaine, un œuf chaque semaine, mange de tout au déjeuner, et acheta ce jour-là des produits qu'il n'avait pas consommé depuis plusieurs jours. Comme chaque ingrédient a un profil nutritionnel unique, l'idée de Marchand est d'éviter les carences en vitamines et oligo-éléments rares dont le corps a besoin. Diversifier sa nourriture c'est aussi minimiser le risque de manger trop d'une certaine vitamine. Si un produit contient des substances chimiques qui ne sont pas bonnes, varier assure qu'on ne s'exposera pas à cet aliment tous les jours. On avalera ces éléments indésirables un jour puis on passe à autre chose, même si c'est un produit chimique différent dans l'autre aliment au moins on évite la concentration d'une substance unique. Ce que Marchand fait avec cette règle extrêmement simple de varier les aliments, c'est d'éviter la première phase de carence, et également d'éviter la troisième phase d'intoxication par l'excès. Tout cela, sans très bien connaître le contenu de chaque produit qu'il achète. Il laisse son panier de commissions représenter une nourriture diversifiée. Il reste en phase 2 d'hormèse, en exposition régulière à de modestes quantités très variées.

Varier les sources d'exercice physique est tout aussi important. Chaque sport utilise des muscles distincts. Notre système osseux repose sur nos muscles. Il n'est pas rare qu'un problème de mal de dos soit dû à un affaiblissement des muscles qui supportent le dos. Il en était de même pour les douleurs qui suivirent mon premier marathon. En tant que cycliste les muscles des jambes, en particulier ceux de mes cuisses, se sont adaptés à de longs efforts d'endurance. Ils peuvent continuer de fonctionner pendant des heures. Mais ce n'était pas le cas des muscles situés autour des hanches, les muscles glutéaux. La semaine après cette course douloureuse j'ai consulté un médecin du sport qui a fait l'inventaire des dégâts. Son diagnostic : après la mi-distance les muscles des jambes continuèrent de fonctionner, mais les glutéaux lâchèrent complètement. Au lieu de courir de façon alignée les jambes oscillaient en arc, elles n'avaient plus de support. Déchirement des muscles, des cartilages qui ne bougeaient plus en alignement, inflammation aux genoux, chaque maillon faible fit tomber en domino plusieurs autres. Si j'avais renforcé ces muscles, ce que j'ai fait la deuxième fois me rappelant ces douleurs de néophyte, cela ne serait pas arrivé. Cependant lors de l'entraînement pour le deuxième marathon je subis une blessure due à un autre problème hormétique.

La dose bénéfique d'effort varie pour chacun de nous. Elle varie d'une personne à une autre, et dans le cas des adaptations elle varie aussi au cours de cette évolution. Quand on s'entraîne pour une épreuve de course à pied de longue distance il est recommandé d'augmenter petit à petit la distance quotidienne et hebdomadaire parcourue. Quand on commence le programme de mise en forme on fait de petites distances. La dose bénéfique, c'est-à-dire les chocs que le corps peut supporter pour ensuite se renforcer, est relativement faible. Au fur et à mesure, le corps se renforce. Il peut tolérer une quantité et une intensité d'exercice plus importante. On repousse la frontière de la troisième phase hormétique. Ce qui était trop de volume sportif au tout début de l'entraînement devient nécessaire pour continuer de progresser. En d'autres termes, la limite bénéfice-détriment bouge, ce chiffre change.

Ce qui était poison devient bénéfice car le corps est entraîné, et qu'afin de progresser il faut petit à petit augmenter la vitesse et la distance. Il m'est arrivé d'augmenter celle-ci, je pensais de façon régulière et tolérable, mais sur une semaine d'une soixantaine de kilomètres je développai une périostite, inflammation du tibia due au surentraînement. Possible fracture de stress, impossible de revenir à la course à pied avant sept semaines de repos. Je pouvais faire du vélo : le pédalage ne crée pas d'impact. Je pouvais nager : pas d'impact non plus. Mais courir, une minute et la douleur revenait. Voyez donc cette expérience hormétique : on passe de 10km par semaine petit à petit jusqu'à 50, sachant que pour arriver frais pour un marathon on peut aller jusqu'à 75 km d'entraînement de course à pied par semaine. Mais au milieu de cette montée en puissance on se blesse, et on doit repasser par la case zéro plusieurs semaines.

Le but de ce livre n'est évidemment pas de donner des indications sur qu'est-ce qu'une dose insuffisante, qu'est-ce qu'une dose adéquate, qu'est-ce que trop ? Je suis cependant confiant qu'avec ces concepts vous avez les outils pour faire votre propre recherche, votre propre investigation, que ce soit pour l'alimentation, le sport, même une activité intellectuelle. Tout demande effort et tout demande repos.

L'hormèse, comme les travaux de Paracelse, met en avant que qualifier une substance de bénéfique ou de néfaste doit prendre en compte les variables qui la rendent, précisément, bonne ou mauvaise.

Au-delà de la quantité, la fréquence

Il est différent d'ingérer de la nourriture toutes les deux heures plutôt que laisser le corps digérer, et pendant une période de non-digestion, se reposer de cette activité. On peut prendre une quantité journalière identique et la partager en 5 à 6 repas plutôt qu'en 3 ou 4. De nombreuses études sur le jeûne intermittent[27] et la restriction calorique[28] mettent en avant un rythme dans lequel on mange son dernier repas tôt dans la soirée, ce qui permet d'avoir fini de digérer lorsqu'on va au lit. L'idée est que la digestion est d'abord un effort. Ensuite, on stocke ces calories en particulier si celle-ci s'effectue quand on en consomme le moins : pendant le sommeil. La fréquence d'alimentation et le timing sont donc importants.

Il ne faut pas que cela empêche de vivre. Les dîners entre amis, en famille, se déroulent souvent tard le soir. Doit-on pour ces évènements dire à ses proches « *désolé ça ne colle pas avec mon style de vie. Je vais vous regarder manger* » ? C'est votre décision. Je fais de nombreuses exceptions à ce que j'estime être le régime idéal, la fréquence idéale. Quand on est seul, quand il n'y a pas de facteur social c'est un bon moment pour expérimenter, régénérer son corps. Quand on fait la fête, on fait la fête. La fréquence joue aussi un rôle important dans la préparation physique et sportive. On ne fait de l'endurance tous les jours. L'entraînement n'est pas linéaire, au contraire. Voici un exemple de séances sur une semaine de course à

---

27   Effets sur une période de 8 semaines de nourriture 16/8, 16 heures de jeûne 8 heures de nourriture, sur le métabolisme, composition du corps, inflammation et risque cardio vasculaire. https://translational-medicine.biomedcentral.com/articles/10.1186/s12967-016-1044-0

28   Étude sur les singes, restriction calorique et heures de nourriture: https://www.nature.com/articles/ncomms14063#results

pied : lundi, repos. Mardi, intervalles de courtes accélérations. Mercredi : distance moyenne, allure rapide. Jeudi : intervalles de longues accélérations. Vendredi : distance semi-longue, allure moyenne. Samedi : on remplace la course à pied par du vélo. Dimanche : sortie la plus longue de la semaine, allure facile. On peut changer le programme de mille manières selon les besoins, selon l'emploi du temps. Mais vous voyez l'idée centrale : on varie distance et en vitesse, de temps en temps un jour de repos pour continuer de progresser, pour que l'organisme récupère. Ces variations rendent l'activité aussi moins ennuyeuse !

Moins un problème de maximum que de minimum

Il est fréquent dans les situations compétitives qu'on doive aller chercher le maximum. Économie, commerce, politique, sport de compétition, arts, des critères plus ou moins objectifs définissent un résultat satisfaisant. Il s'obtient avec une grande quantité de travail, un don de soi, peut-être d'une partie de ce qu'on appelle le bien-être. Sortir de notre zone de confort. Ceux avec les meilleurs résultats sont vainqueurs. On cherche le maximum, et on doit dans ce processus se demander jusqu'à quel point aller chercher ce maximum, jusqu'à quel point pousser la compétitivité. Oui à la souffrance utile. Non à la souffrance inutile. Quand on se penche sur le sujet du bien-être, de l'aponie, de l'ataraxie, éviter les souffrances inutiles ne vient souvent pas de l'atteinte d'un maximum. C'est un problème de minimum.

Comparons une grand-mère bien portante à l'homme le plus rapide au monde aujourd'hui, Usain Bolt. Si on les mettait tous deux sur une piste de course dans un stade, et qu'on leur demandait d'aller le plus vite possible, on peut imaginer que Bolt atteigne plus rapidement la ligne d'arrivée – à moins qu'on lui fasse une plaisanterie en le faisant courir dans le mauvais sens. Cela n'empêche en rien notre grand-mère de compléter les cent mètres à une allure tranquille. Cette lenteur relative n'empêche pas la grand-mère de se sentir bien, de vivre encore de longues années. Demandez-lui de marcher : elle marche. Demandez-lui de monter les escaliers, elle monte les escaliers. Observez la faire sa cuisine quotidienne, aller au supermarché, tenir une conversation avec ses collègues. Les fonctions essentielles dont elle a besoin physiologiquement et mentalement sont présentes. Certes on ne mesure pas ces fonctions très haut, relativement à des adultes en pleine forme, ou à des cerveaux à gros quotients intellectuels. Mais, au final, cette grand-mère va tout aussi bien que ces champions dans leur catégorie respective. Pourquoi ? L'aponie, l'absence de souffrance et d'incapacité physique, est une question de seuil minimum *combiné*. Cela revient à passer le seuil minimum sur tous les critères physiologiques. Un seuil combiné se calcule en multiplication, et non pas en addition.

En d'autres termes on ne peut fonctionner avec un cœur en parfait état mais sans poumons. Si on assigne au cœur un score de performance de 10/10 et aux poumons un 0/10, le score combiné est zéro. La personne est morte. Par contre s'il suffit d'un score de 5/10 pour chacun des deux organes pour bien vivre, cela donne un score combiné de 5/10. Là c'est bien mieux ! La question qui suit est, où se trouve ce seuil minimum ? S'il est à 5/10 on se trouve sur le fil du rasoir. Aucun droit à l'erreur, toute faiblesse et on est malade. Mais si ce seuil est à 2/10 et qu'on travaille à améliorer son score de 5 en 7 ou 8, voilà la force, voilà comment, sans être un champion tout le monde peut arriver à une plénitude physique et mentale pour la durée de temps que nous sommes censés vivre.

Vivre avec passion, vivre intensément ce n'est pas qu'une recherche de longévité pour la longévité en elle-même. Cela n'a pas de sens. Ce qu'on recherche, c'est l'énergie et le rapport au risque nécessaire pour permettre à tous de vivre heureux, de s'épanouir, de s'exprimer. C'est lutter contre la maladie précoce, tomber trop tôt sous les barres minima physiologiques et intellectuelles. De la même manière que doser est une science et un art que nous devons apprendre avec ce livre et notre recherche personnelle, à nos conversations avec des gens qui savent se nourrir et qui pratiquent ce qu'ils disent depuis de nombreuses années, il faut apprendre les variables qui influent sur notre bien-être. Quelques exemples : mesurer son taux de cholestérol, les heures de sommeil passées à bien dormir, le nombre d'heures par semaine passées à faire de l'exercice physique, le VO2 Max[29], le taux de vitamine D dans le sang, l'absence de douleurs persistantes. Quant à la plus importante : a-t-on passé un bon moment et a-t-on pu permettre à ceux qu'on aime de passer un bon moment ? Ça a l'air simple et parfois ça l'est. Parfois c'est compliqué.

---

29   Le VO2 Max est la quantité maximale d'oxygène que le corps peut apporter aux muscles. Ce chiffre représente une valeur quantifiable de capacité sportive, en particulier d'endurance. De nombreuses montres de sport mesurent désormais cette valeur.

Revenons à la simplicité et aux mesures objectives de ce seuil minimum. Au Brésil on ne fait pas que de très bonnes pizzas avec une pâte fine et des saveurs délicieuses. Le docteur Claudio Gil Araujo réalisa une étude sur plus de 2000 individus âgés de 51 à 80 ans, les soumettant à un test qu'il a inventé, le test *assis-debout*. Voici le test[30], faisable par quasiment tous à quasiment tous les âges.

Sans vous soucier de la vitesse à laquelle vous effectuez les mouvements, commencez debout. Puis, en essayant de ne rien toucher passez en position assise, en croisant les jambes en position style yoga. Une fois assis, faites l'opération à l'inverse. Passez de position assise sans toucher quoi que ce soit autour de vous en position debout. Ceux qui ne touchent rien, ne s'aident pas même des genoux et restent stables ont un score de 10. Croiser les jambes est accepté. On décompte des points si la personne perd l'équilibre en descendant ou en remontant. Après avoir mesuré les 2000 sujets et les avoir suivis sur 6 ans Dr Araujo mesura un risque de décès 600% plus élevé pour ceux qui n'avaient que trois points au total ou moins. Ceux qui avaient moins de huit points eurent un risque de 200% à 500% plus élevé que ceux qui eurent 10 points sur ce test. L'aspect intéressant de l'exercice est qu'il mesure en quelques secondes de nombreux seuils de capacités physiques : le sens de l'équilibre, la souplesse, la force, la capacité au cœur à accélérer même si juste légèrement, et de nombreuses articulations comme les genoux, les hanches, le dos, la stabilisation par les bras et le reste du corps. On observe aussi l'aspect multiplicatif. On teste les capacités minimales *combinées* en un seul test. Une

---

30   Aptitude à se lever et s'asseoir comme test de risque de mortalité
http://journals.sagepub.com/doi/abs/10.1177/2047487312471759

personne très musclée, très forte mais qui n'a pas suffisamment d'équilibre perdra des points par rapport à une personne juste suffisamment forte pour réaliser le test et qui aura gardé un bon sens d'équilibre.

Autre test[31] très similaire qui vise à mesurer notre capacité physique par les seuils minima. On fait courir les sujets sur de très petites distances, entre 2 et 5 mètres. Tout ce que l'expérimentation mesure, et c'est déjà beaucoup, est la capacité à accélérer. Les scientifiques résument l'objectif et les résultats :

« Pourquoi la vitesse de marche ou course pourrait prédire la survie ? Marcher requiert de l'énergie, le contrôle du mouvement, le sens de l'équilibre, et impose des exigences sur les systèmes d'organes multiples, y compris cardiaque, pulmonaire, circulatoire, nerveux, et les systèmes musculo-squelettiques. Une vitesse de course sur quelques secondes qui est anormalement lente peut refléter des systèmes endommagés et un fort coût énergétique pour marcher. La vitesse de course peut être considérée comme un indicateur simple et accessible indiquant la vitalité car elle intègre des perturbations visibles et plus difficilement détectables dans les systèmes d'organes multiples, dont beaucoup affectent la survie. En outre, la diminution de la mobilité peut induire un cercle vicieux de l'activité physique réduite et de conditionnement qui a un effet direct sur la santé et la survie. »

Aller vite, se tester c'est très bien mais attention ! Pas besoin

---

31   Gait Speed and Survival in Older Adults, US National Library of Medicine PMCID: PMC3080184, NIHMSID: NIHMS268325, http://www.ncbi.nlm.nih.gov/pmc/articles/PMC3080184/

d'aller se faire mal, de se blesser. A tous les âges il faut être prudent avec l'effort.

La philosophie est libératrice grâce aux concepts. Avec l'aponie on élimine les souffrances physiques. Avec l'ataraxie on élimine les souffrances métaphysiques. Ce sont des vertus désirables, à moins d'avoir un penchant sadiste ou masochiste. Pratiquement, comment ça marche ? Lier la science, les statistiques, la nutrition, définir les buts qu'on a pour notre vie. Certains philosophes considèrent le pratique comme en dessous du niveau de conversation, je pense que c'est une erreur de rester au niveau conceptuel. Le philosophe souhaite écrire pour l'éternité, le praticien documente les techniques qui changent. Le rat des villes et le rat des champs ne se rencontrent pas, pourtant ils cherchent la même chose. Il existe bien des ouvrages de philosophie post théoricienne, mais vous ne trouverez peut-être pas ces livres dans la rubrique Philosophie de votre librairie. Il faut chercher ailleurs, là où les praticiens prennent la technique, l'observation du réel, et la partage comme objet à la fois concret et littéraire. Je pense par exemple à l'ouvrage de Véronique Billat, *VO2Max à l'épreuve du temps* [32], ou les travaux de Dan Buettner. Une scientifique, un explorateur, deux philosophes.

Écouter son corps

L'intelligence augmentée, digitale, demande de nouveaux sens pour recevoir et traiter les informations. Notre corps est capable des cinq sens que nous connaissons bien : la vue,

---

32   VO2Max à l'épreuve du temps, Véronique Billat, Editions De Boeck

le toucher, l'ouïe, l'odorat et le goût. Avec les téléphones portables nous pouvons désormais voir et entendre plus loin. Nous discutons en vidéo avec des amis, des membres de notre famille à des milliers de kilomètres. Avec un microscope les chercheurs observent l'infiniment petit qui nous serait invisible et inaccessible à l'œil nu. Les télescopes font la même chose avec les galaxies et les étoiles. Nous comprenons le monde à travers les outils qui, s'ils sont bien utilisés, augmentent l'intelligence humaine. Il faut cependant prendre garde à ne pas devenir dépendant de la technologie au point de perdre le rapport avec le ressenti physique naturel. On a vite fait d'oublier nos capacités naturelles, à vouloir excessivement mesurer des choses qui n'ont pas besoin de l'être.

Pendant quelques années je me rendais au travail en vélo, 25 kilomètres aller, 25 retour, chaque jour. Un ami italien fait cela depuis plus longtemps. Comme nous habitions proche et travaillions dans le même bureau nous faisions parfois le trajet ensemble. Ni lui ni moi n'avions de cardiofréquencemètre pour ces trajets. Ces outils de mesure de fréquence cardiaque donnent des informations utiles lorsqu'on s'entraîne pour une compétition. Ils permettent de savoir avec précision où sont les limites physiques, et à quel moment on transitionne d'un rythme d'endurance soutenable sur plusieurs heures au mode anaérobique qu'on ne peut pratiquer plus de quelques minutes. Cependant pour la vie quotidienne il me semble y avoir nuisance à mesurer son cœur constamment avec ces outils. N'existe-il pas suffisamment de distractions dans ce monde moderne pour en ajouter une de plus ?

Avant leur apparition l'homme était capable de ressentir ce qu'est un rythme facile, un rythme moyen, et un rythme difficile. Nous n'avons pas perdu ce sens. Lorsque je décidai de m'inscrire pour un deuxième marathon, je me donnai deux objectifs. Le premier de finir dans un temps correct pour mon âge, en dessous de 4 heures, et plus important, de finir sans blessure, fort sur la ligne d'arrivée. La plupart des coureurs sur cette distance peuvent à peine marcher le lendemain. Je souhaitais donc trouver un entraîneur qui puisse m'accompagner non seulement sur la performance mais aussi sur la protection de mon corps. Le sport doit construire, et non pas engendrer des blessures irréparables. Je me tournai donc vers Véronique Billat, qui aida Robert Marchand à réaliser ses records une fois centenaire.

Lorsqu'elle fait faire des tests cardiaques complets aux sportifs avec électrodes sur le corps, Dr Billat collecte de nombreuses données pendant l'effort : consommation d'oxygène, rythme cardiaque, pourcentage du maximum, acidose, mais le coureur sur le tapis roulant ne voit pas ces chiffres quand il court. Je pense que c'est un point important à répéter : le coureur ne voit pas les chiffres pendant l'effort. Tout ce qu'elle demande au coureur, c'est pendant quelques minutes, courir facile. Puis courir à allure moyenne. Puis courir fort avant de tout donner en sprint pour mesurer les seuils maximaux. En pratique, courir facile ça veut dire quelle vitesse ? Au coureur, au patient de décider, d'écouter son corps. Elle mesure donc si l'athlète sait s'écouter, physiologiquement, avec les perceptions naturelles. Revenons à mon collègue de travail italien, qui donna sa version de l'idée : mesurer le cœur avec des instruments tous les jours ? Ça n'a pas de sens. « *Tu es sur ton vélo et tu pédales trop fort. Au bout d'un moment tu ne peux plus respirer, les muscles ne fonctionnent plus, ça te monte à la gorge. Tu as besoin de quel signal de plus pour ralentir ? »*

Pour que les technologies modernes augmentent l'intelligence il faut ne pas soustraire les signaux charnels, primitifs et essentiels que donne le corps. La modernité nous éloigne des sensations fondamentales où le corps ressent la faim, la soif, l'envie de faire un sprint après une journée assis sur une chaise. Nous sommes des êtres qui viennent de la nature où les conditions varient. L'outil, les données externes que nous apporte la science doivent améliorer sans se substituer aux signaux primitifs et essentiels que fournit le corps. S'écouter respirer, inspirer, expirer doucement et profondément pendant une minute. Méditer. Observer le monde autour de nous, en nous, dans le calme. Voilà : vous existez !

À la rencontre du sportif le plus âgé au monde

Les sports nous rendent à la fois forts et fragiles. On s'expose aux blessures, au surentraînement. On peut tomber, chuter à grande vitesse, manquer une marche, ou forcer sur une articulation sans support musculaire adéquat. Le sport comporte des mouvements rapides et des environnements changeants. D'un côté le sport renforce par le phénomène de l'hormèse, c'est-à-dire la surcompensation. D'un autre il fragilise. S'il ne faisait que rendre plus fort on verrait les champions sportifs dans les listes des individus qui vivent le plus longtemps. Mais quand on regarde cette liste ça ne saute pas aux yeux. A ce jour, la personne qui vécut le plus longtemps fut Jeanne Calment. Elle n'était pas une sportive.

Dan Buettner, auteur des Zones Bleues dont nous discuterons dans un prochain chapitre, fait des études sur les populations âgées et note qu'il voit rarement les populations très âgées avoir couru des marathons.

Il y a quelques années j'ai découvert par hasard un cycliste qui venait d'avoir cent ans. En soi, ça n'avait rien d'exceptionnel. J'imaginais un vélo d'appartement, voir quelqu'un marqué par la vieillesse. Je l'observai sur quelques entretiens disponibles et découvris un individu intrigant. Il ne bougeait pas comme quelqu'un qui a cent ans. Ses capacités mentales trahissaient son âge. On lui donnerait à peine 80 ans à l'écouter. Et encore, ce serait une personne en bonne forme. Je suis donc parti à la rencontre de Robert Marchand, un homme qui semble avoir oublié de mourir.

C'est un beau matin ensoleillé en Ardèche, année 2012. Au milieu d'un village on y voit un tracteur rouillé et hors d'usage. Autour de ce véhicule, quelques personnes rient. Un vieil homme monte dessus. Le klaxon fonctionne encore, il le teste et dit « *Il est vieux ce tracteur, et je suis plus vieux que lui !* », riant. Prenant une espérance de vie moyenne de 80 ans cet homme devrait être déjà mort depuis 20 ans. Mais il est là, mettant chaque pas devant l'autre à vive allure, montant sur un tracteur sans difficulté, faisant des blagues, et en descendant avec une aisance identique – son énergie ne correspond pas à son âge. Les recherches sur la longévité incluent un élément critique : la vérification du certificat de naissance de toute personne faisant partie d'une étude. Il n'était pas rare dans certaines légendes qu'elles ne soient que légende. Une personne âgée vous dit qu'elle a cent ans ou plus, le voisinage le confirme, mais aucun extrait de naissance n'est disponible. On apprend alors plus tard que c'était un moyen divertissant et lucratif d'attirer l'attention. Dans les pays développés d'Amérique du Nord, d'Asie et d'Europe les registres de naissances sont désormais disponibles et fiables. Robert Marchand est bien né en 1911, et montre ses papiers et photos prises au début du siècle en tournant chaque page de son cahier. « *Je peux tout prouver de mon âge* », note-t-il.

Avec la modernité nous n'avons jamais eu autant d'accès aux soins, à la médecine et aux conditions d'amélioration de la qualité de vie. Les livres de science et d'art s'offrent à nous. La société s'est organisée en stades : l'enfance, aller à l'école, trouver un travail, faire carrière et quand l'heure vient ce concept mécompris de retraite. Qui est Robert Marchand ? Comment a-t-il grandi ? Écouter une personne c'est voir un panorama, une histoire complète. Pour partager son histoire Robert publia un livre au titre qui incarne sa perspective : « *J'ai eu cent ans. Et alors ?* ».

Marchand naît en Novembre 1911 à Amiens. Son prénom vient de son parrain, un homme que Robert admirait beaucoup et qui fut exécuté pendant la deuxième guerre mondiale. Alors qu'il n'a que 3 ans le père de Robert se fait également recruter par l'armée. Il ne verra pas son père pendant 5 ans. Sa mère l'amène à Paris et l'abandonne à des étrangers. Robert se fait transporter de train en camion vers le Sud du pays, à la campagne. Il n'a aucune idée d'où il se trouve ni avec qui. Il ne sait pas où est sa mère. On l'observe. « *Je crois que je n'ai jamais autant pleuré de toute ma longue vie. Un torrent de désarroi, mêlé à une tristesse sans fin* »[33]. Quelqu'un lui donne une soupe

---

33 *J'ai eu cent ans*, et alors. Robert Marchand, Editions de la Phénicie. Page 18.

à base de lait, ce qui devient son plat quasi quotidien. Le jour suivant on le met au travail. Robert n'a que 3 ans. Il doit donner à manger aux cochons. Il transporte toute la journée du foin. Pense-t-on qu'une personne centenaire grandit dans la richesse matérielle et sans tracas ? A tous ceux qui ont souffert, à ceux qui souffrent, cette énergie du travail physique vous rend plus fort. Nietzsche avait vu juste.

Au printemps Robert rencontre une petite fille de son âge, originaire de Pologne. On leur donne à tous deux une nouvelle tâche, celle d'apporter les déjeuners aux ouvriers de l'exploitation agricole. Parmi ces jours, sa mère lui rend visite une fois. Il apprend alors qu'elle était venue voir son frère Lucien qu'elle avait également « placé » à quelques kilomètres, et qu'à l'occasion de ce voyage elle put faire un détour pour voir son autre fils. Ce même jour elle lui fait savoir que sa sœur, âgée d'à peine 5 ans, vient de mourir. Sa mère se plaint aux agriculteurs que Robert ne va pas assez à l'école, que cela doit changer. Alors Robert va aller à l'école. Il va le faire pendant 6 mois, avec un trajet à pied de 10 kilomètres aller, 10 kilomètres retour. Après 6 mois il n'en peut plus. C'est trop. Pendant toute la durée de la guerre il voit sa mère 3 fois au total. A chaque visite elle lui apporte des chaussures, mais après son départ les fermiers les prennent et les donnent à leur fils qui se trouve avoir le même âge que Robert, et faire la même pointure. Robert regrette beaucoup de n'avoir pas pu étudier. Pourtant, c'est un étudiant né, un observateur et un apprenti.

Tout n'était pas triste dans sa jeunesse. Il se souvient que près de la ferme se trouvait un château, où il pouvait parfois aller jouer avec une jeune fille de son âge. Ces moments, il se rappelle, lui faisaient oublier les autres moments. Les mois et les années passent. Un jour, les clochent du village sonnent. Tout le monde crie. Ce jour de 1918, la première guerre mondiale est terminée. On ne sait pas bien si Robert fut laissé là toutes ces années par incapacité parentale, où par protection parentale : être en ville en temps de guerre mondiale, avec un père dans l'armée, c'est être exposé aux bombes, aux évènements incertains où les choses peuvent arriver très vite, trop vite. A peine conscient de la menace immédiate il est déjà trop tard. Dans cette ferme Robert était moins exposé aux bombardements. La vie était particulièrement rude. Mais comment évaluer une option plutôt qu'une autre ? C'est à la fin de cette guerre que Robert rentre chez ses parents qui l'attendent à Paris. Il a alors 8 ans. Depuis si longtemps qu'il ne les a pas vus, il reconnaît à peine son père et sa mère. Il doit réapprendre, retisser une relation avec ses parents. Robert se souvient d'un jour où son père avait acheté des pâtisseries pour sa mère et pour lui. Il y a des moments simples de la vie dont on se souvient toujours, des décennies plus tard. Dans le cas de Robert presque cent ans plus tard, comme si c'était hier. Le souvenir de cet instant avec ses parents est celui d'une famille retrouvée.

La famille ré-emménage à Paris. Robert va de nouveau à l'école avec le retard de ces années manquées. Alors qu'il essaye de se rattraper il doit de nouveau travailler. Ce n'était pas par plaisir, ni le sien ni celui de ses parents. Son père, qui travaillait dans un magasin de chaussures, se met à boire. Sa mère est sans emploi. La famille ne peut pas faire face financièrement, même avec Robert au travail. Son salaire aide la famille, mais le loyer reste impayé et les mois s'accumulent. La situation se complique en 1921 : la mère de Robert donne naissance à deux sœurs jumelles. Sa tante offre de prendre une des deux filles en garde une fois passé l'âge d'un an. Mais comme celle-ci est trop attachée à sa mère c'est l'autre fille qui est mise en pension, temporairement, chez la tante de Robert. Celle-ci vit confortablement et peut subvenir aux besoins de l'enfant. Robert devait venir la chercher après cette période temporaire, mais la garde devint un fait permanent. Sa sœur ne revint jamais. Dans le même temps, la famille Marchand se fait expulser de l'appartement. Ils vont d'un logement temporaire à un autre. Robert se fait également expulser du travail. Son patron était devenu abusif au point qu'ils se disputent et que Robert se défend physiquement – coup de poing dans la figure. Alors la famille emprunte de l'argent et s'installe à Mitry Mory, à 23 kilomètres de Paris. C'est encore l'époque des locomotives et cela prend une heure de trajet pour se rendre en ville. Son frère et son père se lèvent à 5h du matin pour prendre le train de 6h et arriver au travail à temps. Ils bâtissent une maison, avec au départ rien pour se chauffer ni cuisiner. Les voisins juste à côté les aident. Mais ce couple a ses propres difficultés : le mari bat sa femme. Elle contracte la tuberculose et peu après est envoyée à Cannes pour traitement médical. Elle meurt dans les mois suivants.

En 1924 Marchand a 13 ans. Son père lui dit « *maintenant tu vas venir travailler avec moi au magasin de chaussures* ». Il est peu payé. Une fois par mois Robert doit aller apporter une nouvelle paire de chaussure à une cliente. Un jour le garde à l'entrée du bâtiment lui demande de passer par les escaliers de secours. Souvenir qui marque longtemps plus tard : en entrant, il trouva la cliente nue. Celle-ci avait une fille aux cheveux roux magnifiques, ce qui donnait envie à Robert de revenir chaque mois même s'il ne reçut jamais de pourboire pour ces livraisons à domicile.

Au magasin de chaussures se trouvait un Espagnol. Un jour l'Espagnol lui dit « *allons boxer* ». Robert se met à un nouveau sport, ce qui lui donne un conditionnement physique complet, caractéristique des arts martiaux : sens de l'équilibre, réflexes, et développement des muscles du haut et bas du corps, contrairement à beaucoup de sports qui ne font travailler qu'une quantité restreinte de muscles. J'ai en fait l'expérience à deux reprises, d'abord pendant l'adolescence avec le Kwan Qi Dao puis plus tard à l'âge adulte avec le Shaolin Kung Fu. Sans entraînement spécifique de course à pied, les arts martiaux m'entrainaient à courir. Je courais plus rapidement en m'entrainant pour les arts martiaux qu'en m'entrainant par la course à pied. C'est l'essence du cross-training : devenir meilleur dans un sport en pratiquant un autre. C'est ce que Robert fit avec la boxe. Il changea de sport ensuite au profit de la gymnastique. Quelques mois plus tard il fut champion de France de cette discipline. En même temps Robert se met au vélo et tente de faire quelques compétitions, mais pour gagner il faut un peu de chance et cette chance lui fait défaut : une fois une crevaison, une fois une crampe très proche de la ligne d'arrivée. Il lui faut accepter. Alors qu'en gymnastique il fut champion, sur le vélo il n'est que très bon.

Après un temps il fait une pause avec le cyclisme et le commerce des chaussures. Il postule pour la marine mais est refusé car sans expérience. Il rentre chez les pompiers de justesse : Robert mesure exactement la taille minimale pour être accepté. Avec une corpulence légère et sa petite taille il se retrouve le plus souvent sur les projets les plus difficiles, envoyé pour grimper sur les plus hautes échelles. Il continue ce travail risqué quelques années, après quoi il passe son permis de conducteur de camion et obtient au même moment un diplôme de professeur d'éducation physique. Ces éléments autobiographiques de Robert nous aident à comprendre ce qu'il veut dire quand aujourd'hui, à plus de cent ans, il dit « *la base c'est la culture physique. La culture physique. Toute ma vie j'ai fait du sport* ». Quand Robert fait tous ces travaux très physiques nous sommes en 1934.

Le travail de livreur dure un an, pendant lequel il livre du café. Au bout d'un an, son patron lui demande d'accepter les retours de produit, alors que le chef de son patron lui instruit le contraire. Après quelques argumentations successives entre chef et chef du chef, Robert décide de partir – à eux de régler le problème sans qu'il soit au milieu de leur mésentente. Cela revient dans la vie de Robert à plusieurs reprises : quand il y a discorde, dissonance, agressivité, méchanceté, il ne passe pas son temps à s'expliquer inutilement. Il part, laisse la morbidité derrière lui. Les thèmes de l'environnement et de la capillarité que nous avons abordés reviennent à travers son histoire. Il doit naturellement ensuite assumer ses décisions. En 1935 la France compte 800.000 chômeurs, une cicatrice de la crise de 1929. Les emplois sont rares. Robert trouve un petit boulot de serveur dans un restaurant. Puis par une connaissance il se fait embaucher comme pompier, à nouveau. Cette fois-ci : il a de l'expérience. Le travail, malgré le titre de pompier, requiert de nombreuses collectes et transport d'argent liquide, des sacs lourds.

Depuis, Robert a rencontré une petite amie, Micheline. Il n'a pas l'envie de se marier, voyant l'acte de mariage comme une perte d'indépendance, lui qui a toujours voulu être maître de lui-même. Mais il va se marier. Pendant la première guerre mondiale 90% des pompiers ont perdu la vie. La deuxième guerre mondiale commence en 1939. Robert est pompier. Il pense à Micheline : s'il perd la vie le fait d'être marié lui donnera au moins une pension. Ils se marient donc en décembre 1939. Les bombardements commencent en Avril 1940 quand Hitler envahit la Hollande et la France. La radio française se veut non-alarmiste pour la population, alors elle minimise les progrès de l'armée allemande. Les aéroports se font détruire. Ceux qui peuvent fuir, fuient. Marchand était toujours pompier et livreur.

Pendant ce temps de guerre il dut livrer de la nourriture dans les premiers camps de détenus à Paris. Il raconte un souvenir qui en dit long sur la nature humaine : un jour de Juin 1940 un officier allemand vient vers lui et lui demande d'apporter de la nourriture à des prisonniers. Robert se rend sur les lieux et trouve un garde, et 12 prisonniers français. Cette requête d'apporter de la nourriture devient journalière. Tous les jours Robert se pointe. De 12 prisonniers initialement le total monte rapidement à 100. Puis, en quelques jours il monte à 400, puis 800. Robert n'est plus le seul livreur, mais continue de rendre visite au lieu régulièrement. C'est à ce moment qu'il se rend compte, choqué : « *800 prisonniers et toujours juste un seul soldat allemand !* ». Comment, malgré le rapport de force armé de ce dernier, comment aucune révolte n'apparaissait ? Il y avait un mensonge et ce mensonge tenait tout le groupe calme, obéissant. On avait dit aux prisonniers que la situation de détention était temporaire. On leur avait dit qu'ils seraient très bientôt libérés, qu'on leur donnerait mille francs en liquide et un billet de train pour qu'ils rentrent chez eux. On leur avait menti pour les garder obéissants.

Robert passe souvent voir Micheline pendant cette période de guerre où il est mobilisé. Il lui laisse quelques économies, peu selon lui. Malheureusement comme ce fut le cas de son père, Micheline sombre dans l'alcool. Il tente d'en parler avec elle, qu'elle est en train de se détruire. Ça n'améliore rien. Plus tard elle est emmenée dans un centre de réhabilitation. Entre temps Robert doit changer de travail, une fois de plus. Il emprunte de l'argent pour acheter une petite ferme. La production agricole permet de générer un salaire et de rembourser le prêt, et de tenir le coup jusqu'à la fin de la guerre. 1945 arrive et Robert rentre à Paris pour voir Micheline. Elle n'est pas là. Il va voir des membres de sa famille dont beaucoup ne savent pas où elle est non plus. Il apprend peu après qu'elle est décédée 18 mois plus tôt, pendant la guerre. Robert devient veuf à 35 ans. Son histoire continue dans son ouvrage : *J'ai eu cent ans. Et alors ?*

Que de blessures, de problèmes, de perte de travail, de perte d'êtres chers. Que d'efforts physiques, de risques encourus. Est-ce le hasard qui a gardé Robert en vie à travers deux guerres, à travers les échafaudages qu'il dut grimper, à travers les kilomètres à vélo sur la route, comme tout cycliste s'expose à une proximité constante des véhicules ? Depuis qu'il a pris sa retraite il fait du vélo à travers la France quasiment tous les jours de l'année. La chance ne lui a parfois pas souri. Parfois, elle lui a donné plus qu'à d'autres. Il tenait à si peu que le compte de 800 prisonniers ne monte à 801.

À travers ces épreuves la vie a aussi renforcé Robert. Faire travailler les enfants de labeur, ça ne se fait plus. Notre culture ne le tolère pas, sous aucune condition. Mais entre donner à manger aux cochons dans une ferme en pleine nature, et être cloîtré devant un écran de télévision toute la journée, entre ces deux activités laquelle est véritablement néfaste ? La société moderne doit trouver un équilibre, évidemment pas par le travail forcé des enfants, mais en réalisant que certaines activités sont fondamentalement néfastes et que d'autres peuvent contribuer à une grande santé. Je me rappelle de travailler dans une ferme l'été à l'âge de 18 ans. Après une semaine j'avais des muscles comme jamais, et un bronzage aussi rayonnant que la fatigue d'avoir transporté des sacs de 25 kg de patates.

Comment vit donc le plus vieux sportif du monde aujourd'hui ? Faire le record de l'heure sur un vélo à l'âge de 100 ans n'est pas commun. Cette même année Robert accomplit le record du monde des 100 kilomètres - plus de 4 heures non-stop sur le vélo, et le record de l'heure. L'union cycliste créa une catégorie des plus de cent ans juste pour Robert. Catégorie macabre : aucun autre sportif n'a tenté cet exploit jusqu'à ce jour. C'est deux ans plus tard, à 102 ans, qu'il réitère le record de l'heure à vélo, *en améliorant son temps*. Que fait Robert pour être si fort ? J'entrepris d'étudier le sujet, d'aller à la rencontre de Robert, qu'il nous explique. Il est clair que son patrimoine génétique est propice à la longévité et que la vie l'a épargné des accidents et des maladies. Mais ce n'est pas que de la chance.

Apprendre des personnes proches de nous

Nous devenons nos modèles par capillarité. Plus exactement, on devient ce que l'on est - je fais référence à *Ecce Home*, par la combinaison des modèles qu'on étudie. Dans son ouvrage *La Sculpture de soi* le philosophe Michel Onfray évoque son voyage dans les régions que fréquentaient Nietzsche et sur les lieux où il écrivit *Zarathoustra*. Je souhaitais rencontrer Robert. A 102 ans, il ne fallait pas attendre 20 ans pour le faire. Je l'appelai donc. On décroche.

« Allo M. Marchand ? »

Oui, qui appelle ?

Je suis Nicolas. Nicolas Pujol. J'habite aux Etats Unis et me rends à Paris dans quelques jours. Pouvons-nous discuter ?

Comment ? J'entends pas. Parlez plus fort.

Je parlais déjà fort, articulant chaque mot. Le message ne passait pas. Il ne fallait pas qu'il raccroche. Je recommence l'histoire, cette fois-ci en utilisant des mots différents et en réarrangeant les phrases. Robert demandait de répéter comme il doit le faire souvent, étant très dur d'oreille. Le téléphone ne facilitait pas les choses. Il commençait à comprendre le but de la conversation, mais il souhaitait mieux comprendre qui j'étais. On l'appelle tous les jours depuis quelques temps, c'est normal. Il me demande une fois de plus qui je suis, je simplifie au possible :

Je suis un admirateur.

Un admirateur ? Ah bon ! Expliquez-moi.

Surdité sélective ? Cette fois-ci il a compris. Nous convenons d'une date et d'une heure, dimanche prochain à 11h du matin. Je le répète pour bien confirmer, puis nous allons raccrocher. Robert conclut la conversation :

OK Nicolas. A dimanche donc, 9h !

Il raccroche sur ce léger malentendu. Si je viens à 9h et qu'il n'est pas là ? Peut-être a-t-il correctement marqué 11h sur son calendrier ? Peu importe. Je prendrai la matinée et arriverai un peu avant 10h. S'il est parti j'attendrai son retour. Ce dimanche matin je regarde le plan de Paris. Robert habite en lointaine banlieue. Au téléphone il m'avait mis en garde que deux stations côte-à-côte portent quasiment le même nom. *« Descendez bien à la première. Beaucoup de gens prennent la deuxième et se trompent »*. La ligne de métro sinuait à travers Paris et les contrastes de chaque quartier : monuments historiques, art, les ponts, les voisinages aisés, puis un peu plus tard des graffitis, des voisinages bien moins aisés. A un arrêt une petite fille d'à peu près 10 ans entre dans mon wagon. D'un voyageur à un autre elle demande l'aumône. Elle dit qu'elle n'a rien à manger, qu'elle est seule. Puis au prochain arrêt une femme la rejoint. Toutes deux descendent, attendant le train suivant.

Quelques stations de plus puis j'arrive. C'est une ville de banlieue apparemment calme. Il fait un soleil matinal sur un air frais, presque froid. Il est 9h40. Je suis très en avance sur l'horaire convenu d'11h, mais en retard sur les 9h mal entendues. Je serai vers l'appartement de Robert vers 10h – juste entre 9 et 11. J'arrive au bâtiment. Avant de sonner je marche quelques pas très lentement. Voilà où vit Robert : l'air, le paysage, les alentours. Il a grandi ici avant de parcourir le monde et de revenir après plusieurs décennies au même voisinage. Un petit parc se trouve devant l'immeuble. Le quartier est calme. Allons voir Robert.

Je trouve son nom sur l'interphone au bas de l'immeuble et sonne. Pas de réponse. Si les conversations téléphoniques sont compliquées quand l'ouïe nous fait défaut, pas étonnant que la sonnette pose le même problème. J'appuie sur l'interrupteur quelques fois de plus, pas de réponse. Il fait bon dehors. Je regarde quelques enfants courir et s'amuser dans le parc. Dix minutes s'écoulent, puis un des résidents s'approche. Je lui demande s'il connaît Marchand.

« Si je connais Marchand ? Bien sûr que je le connais. Il est comme le loup blanc dans cet immeuble. Demandez plutôt qui ne le connaît pas. Et vous, qui êtes-vous ? »

Je lui explique. *« J'ai un entretien avec Robert ce matin. J'ai sonné plusieurs fois, ça ne répond pas. Est-ce possible de rentrer avec vous et taper à sa porte directement ? »*

Le voisin me regarde de la tête au pied comme ferait un garde de sécurité, puis me fait rentrer avec lui et devient plus bavard. *« Je me trouve être son voisin de palier. Il n'entend pas bien. Je l'ai vu il y a juste quelques minutes. Il est chez lui. »* Nous rentrons dans le couloir puis montons quelques escaliers. J'avais vu un reportage où Robert descendait ces marches d'escaliers avec son vélo. Comment à 102 ans, descend-on les escaliers si facilement avec un vélo dans une main ? Je me dis de ne plus me poser ce genre de questions. Nous tapons à la porte et on entend *« Oui, j'arrive ! »*. Je remercie son voisin et ami puis, voici Robert.

Nous nous asseyons, et rapidement Robert propose de prendre un verre. *« Vous allez bien boire quelque chose. Qu'est-ce que je peux vous servir ? »*. A 10 heures du matin un verre d'eau me semblait une bonne idée. Je n'allais pas lui demander de faire du café, et je savais que les sodas n'étaient pas son truc. Tant mieux, moi non plus. Il ouvre son réfrigérateur et prend une bouteille de vin blanc de sa région favorite, l'Ardèche, et sert deux verres. « *Ce vin. Ça ne nous fera pas mal. A la vôtre, et où est-ce qu'on commence ?* », dit-il. Nous entamons la conversation avec une petite dose d'alcool en milieu de matinée.

Je laisse le sujet ouvert, voyant qu'il a déjà en tête ce qu'il veut dire. Après un court silence il dit avec un sourire calme, candide et nonchalant « *C'est la fin du parcours pour moi* ». Ce n'était pas tout à fait exact. En écoutant Robert je me souvenais de mon grand-père paternel, qui disait aussi que c'était la fin pour lui bien avant que cela le fût vraiment. Il y a une part de sagesse en voyant les choses dans leur échelle globale. Une façon de dire « *j'ai eu ma vie. Maintenant on joue les prolongations* ». Robert se lève de sa chaise d'un bond, et montre un calendrier accroché à son mur. Là il note tous les événements auxquels il est inscrit ce mois-ci, tous ses rendez-vous, y compris le nôtre. Avec le recul j'aurais dû regarder quelle heure était inscrite, juste pour savoir s'il avait mis 9 heures ou 11. Nous regardons les autres dates : des sorties de vélo, la course de l'Ardéchoise à laquelle Robert participe chaque année, d'autres douzaines de rendez-vous minutieusement organisés et notés à la main. Là où la retraite peut signifier attendre la mort pour certains, il n'y a pas de place pour l'ennui dans la vie de Marchand.

« *La journée passe très vite. Regardez mon appartement. Je le nettoie complètement moi-même ! Presque pas de produits chimiques, je nettoie avec de l'eau. Je cuisine tous les jours. Aujourd'hui je vais faire du poisson. Je vais demander à la voisine comment préparer la sauce, elle sait bien la faire. Un peu plus tard j'irai faire une sortie en vélo, et voilà la journée est terminée. D'ailleurs savez-vous qu'il y a une nouvelle chaîne de télévision qui montre beaucoup de sport ? Elle fait partie*

*du plan gratuit. Si vous ne connaissez pas jetez un coup d'œil
aux programmes. »*

La capacité mentale de Robert influence sa capacité physique. Pourquoi n'a-t-il pas d'affinité pour les excès, les risques à fortes probabilités, ces plaisirs de la vie qui raccourcissent sa durée ? Son plaisir est de ne pas souffrir, de se régler à la perfection. Il ne laisse pas le stress prendre le pas sur lui. S'il est mal entouré il disparaît, alors qu'il pourrait s'accrocher, rester. Il vit une approche alternative de l'existence humaine qui demande d'être seul, être prêt à tout quitter quand il le faut, et de garder une approche aux dosages et aux plaisirs physiques dans leurs limites non néfastes. Son appartement reflète sa philosophie : une surface modeste, de quoi cuisiner, dormir, faire la lessive, un vélo d'appartement, un vélo de route, un tout petit coin salon, c'est tout. Pas de dette. Pas d'équipement sophistiqué qui demanderait de la maintenance, des coûts. Il n'achète que lorsqu'il en a vraiment besoin, ce qui ne lui met aucune pression.

Il ne dépend pas d'une aide-ménagère : le ménage c'est du sport. Ne pas nettoyer soi-même revient à mépriser son corps. Robert a plus de 100 ans, pas d'odeur chez lui. Ça ne sent pas le propre, car souvent sentir le propre c'est sentir des produits chimiques, et Robert nettoie son parquet à l'eau. Ce ne sent pas le vieux. C'est propre sans odeur. Robert ouvre un tiroir et prend un classeur qu'il met sur la table. Nous regardons les nombreux documents et souvenirs de ses courses cyclistes et de ses voyages. Il se souvient de tout en détail. Alors qu'il passe chaque souvenir, certains datant de plusieurs décennies il ajoute avec calme et sourire « *je peux tout prouver sur ma vie* ». A côté de son bureau se trouve une vieille valise en cuir avec de nombreux autocollants. Je demande à Robert l'histoire de cette valise. *« Je l'ai achetée en 1947. Elle a 67 ans et je m'en sers encore. »*. Peut-être cette valise a-t-elle survécu non seulement de par sa robustesse originale mais aussi par le soin qu'il lui a porté. Au long de ses voyages au Canada, au Venezuela, peut-être Robert l'a-t-il traitée comme il traite le reste de son environnement, et comme il traite son propre corps.

La calibration Marchand

On peut résumer le style de vie du sportif le plus âgé du monde en quelques principes :

1. Toujours bouger. « Toute ma vie j'ai fait du sport ». Robert a réitéré le besoin de constamment faire du sport lors d'un nouveau record cycliste de l'heure, maintenant à l'âge de 105 ans. Robert note que dès qu'on s'arrête, qu'on laisse le corps au repos pendant trop longtemps il devient de plus en plus difficile de reprendre. Le phénomène augmente avec l'âge. « Si on s'assoie trop longtemps on ne peut plus se relever. Il faut toujours, toujours bouger ».

2. Entretenir le système cardio. Tous les matins il pratique un échauffement sur le vélo d'appartement pendant 20 minutes. Ensuite il passe aux exercices de force. Il ne fait pas d'effort intense immédiatement. L'échauffement est important pour ne pas se claquer à froid. Le cœur est un muscle qu'il n'est pas bon de pousser aux extrêmes limites depuis un état de repos. Robert commence par le vélo et monte petit à petit en puissance. Il roule aussi souvent à l'extérieur avec son vélo de route.

3. Entretenir la force, le système musculaire. Pompes, étirements, abdominaux. Pas de gymnase avec du matériel sophistiqué. Il fait cela chez lui et effectue ces exercices après la période d'échauffement, efforts très intenses accompagnés d'assouplissements. Robert fut champion de France de gymnastique, discipline très exigeante en force et souplesse. Il fait travailler la plupart des groupes de muscles. Pas seulement les jambes, pas seulement les bras ou le torse. Tout y passe.

4. User de tout, n'abuser de rien. Il n'est pas végétarien, pas végan, pas Paléo, il mange de tout. Il aime le vin et la bonne cuisine. Mais il varie et fait très attention aux quantités, aux doses : "Un verre ça va. Deux verres ça commence à faire pas mal". Robert achète des produits différents chaque semaine au supermarché. « Il faut varier ». Quant aux déjeuners il mange « n'importe quoi ». En pratique il consomme beaucoup de fruits et légumes, et les produits d'origine animale en petite quantité. Aussi, quand il dit "user de tout, n'abuser de rien", il applique la méthode bien au-delà de la nutrition, quasiment à son style de vie entier.

5. Manger très peu ou rien le soir. Quand on mange trop ou tard on dort mal. Et mal dormir c'est empêcher le corps de se réparer. Cette méthode est corroborée par les études sur le jeûne intermittent, où certains préconisent de garder l'intervalle de nutrition à 8 heures et de ne rien manger pendant 16 heures. En pratique cela peut prendre la forme de manger de 8 heures jusqu'à 16 heures puis de ne pas dîner.

6. Très peu de sucre. Quand Robert dit qu'il mange de tout c'est exact, y compris un gâteau de temps en temps. Mais c'est rare, et il n'aime pas le goût du sucre, avec une exception

pour les longues sorties de vélo. Il ajoute un peu de miel dans l'eau de son bidon.

7. Rester intellectuellement actif et social avec le voisinage, ses amis, les communautés dont il fait partie.

8. Voir la vie comme elle est, sans perdre le moral et l'enthousiasme. Marchand se dit avoir été un pessimiste, dans le sens où il considérait toujours les risques possibles. Mais voir la réalité en face ou considérer différents scénarios ne lui enlèvent pas la joie et la gaieté de vivre. Il garda toute sa vie une légèreté face aux saisons. Il sourit presque toujours, même quand ce qu'il dit n'est pas particulièrement gai.

Les temps évoluent et la science fera de nombreux progrès sur la calibration humaine. En lisant Paracelse et Hippocrate on note que la science a fait des progrès depuis respectivement 500 ans et 2000 ans, mais que sur le fond du discours, en particulier la dose réponse et le rôle de l'équilibre, tous deux avaient vu juste. Au vingt et unième siècle, tant de maux physiologiques proviennent de dosages inadéquats. A voir si la philosophie Marchand résiste comme Hippocrate et Paracelse à l'épreuve du temps. Rendez-vous dans 2000 ans.

Être la cigale et la fourmi

Un jeune homme atteint d'un cancer à un jeune âge disait après en avoir guéri : « *quand on est face au cancer on se dit qu'on va mourir, on ne sait juste pas à quelle date exacte. Puis quand on reprend la santé on s'aperçoit que c'est la même chose. On sait que nous sommes mortels, on ne sait juste pas à quelle date exacte.* » Puisqu'on ne sait pas, vient une nécessité d'équilibrer le temps passé en planification d'événements futurs et le temps à vivre l'instant présent.

Dans la fable de la cigale et la fourmi la morale donne raison à l'animal économe qui anticipa l'hiver pendant que l'autre profitait excessivement de l'été. Cela permit à la fourmi de survivre l'hiver et de voir les saisons suivantes. Mais si des inondations avaient noyé la fourmilière tout ce déplaisir investi pour un plaisir futur aurait fait de la cigale l'animal sage – en rétrospective. On peut toujours analyser la vie en rétrospective car une fois le film terminé on peut tout rationaliser. Mais lorsqu'on vit le film en direct, comme nous en faisons tous l'expérience, il n'est jamais clair quand donner de soi pour les autres, quand investir pour son propre futur, et quand s'autoriser à prendre des risques. Il me semble nécessaire que chacun définisse une répartition réfléchie du temps à passer sur chaque étape de la vie et d'une certaine manière, traiter chaque jour qui passe comme un privilège, un don que la vie nous a offert, être prêt à partir pour un nouveau monde quand la nature l'exige de nous. Devenir la chance. Être chaque jour à la fois la cigale et la fourmi, l'épicurien et le stoïque.

Zones Bleues et lois des grands nombres

Les individus sont sujets à la chance. Pas les populations.
– Dan Buettner, auteur des *Zones Bleues* [34]

L'avantage de considérer le cas Marchand, celui d'une

---

34 Buettner, Dan (2012). *The Blue Zones, Second Edition: 9 Lessons for Living Longer From the People Who've Lived the Longest*. Washington, D.C.: National Geographic. ISBN 978-1426209482. OCLC 777659970

seule personne, un échantillon de n=1, est qu'il est possible d'apprendre beaucoup de la vie de cette personne, connaître son caractère, comment il vit tous les jours. On peut aller en profondeur de connaissance ce qu'aucun travail sur de très grands nombres ne peut accomplir avec chaque participant de l'étude. L'inconvénient c'est qu'en méthode statistique, un échantillon de 1 n'est pas significatif. Penchons-nous sur la méthode des grands nombres.

Je le répète à cette occasion : la discipline qu'on appelle aujourd'hui philosophie reste trop en amont du réel. Aponie, ataraxie, les philosophes savent les décrire. Mais la philosophie tend à s'arrêter là où le Comment commence. C'est un peu comme dire « *il faut visiter le pays car c'est important de voyager* » en expliquant le Pourquoi en détail sans se soucier d'acquérir une carte ou outil de navigation. Comment traverser ? Cela n'est plus du domaine de la philosophie qui reste dans *l'episteme*. Peu de philosophes s'aventurent dans le *techne*. C'est ainsi que les civilisations se fragilisent : par excès d'episteme et manque de techne et d'action. La théorie et la pensée se substituent à l'action, l'erreur, l'inventivité, la construction empirique. Le Comment n'est pas l'affaire du philosophe classique. On peut argumenter que le Pourquoi traverse le temps alors que les méthodes changent et sont transitoires. Je n'en suis pas convaincu. Le Pourquoi évolue aussi dans le temps. Allez dans la jungle et demandez à un tigre s'il est pour ou contre l'assurance de santé. Il y quelques dizaines de milliers d'années notre Pourquoi n'allait pas plus loin que celui du tigre. Quant au Comment, les méthodes fondamentales d'Hippocrate sont toujours applicables aujourd'hui. Ce dernier vécut, selon les sources, environ 90 ans.

L'approche des Zones Bleues est de documenter les pratiques – le Comment – des populations où l'on vit le plus longtemps. Elle nous amène sur des études sur les populations en considérant deux axes importants.

D'abord l'axe du temps : en observant ce que des populations font pendant toute une vie on peut aller au-delà des comportements temporaires. On oublie les résolutions qui se décident au nouvel an et qui se terminent fin Janvier. Un style de vie englobe tout ce qu'on a fait pendant son existence, tout ce qu'on a mangé, le stress encaissé. Cela ne présuppose pas une adhérence stricte sans exception. Cela donne une idée globale des effets à long terme d'une pratique alimentaire, sportive ou autre qui dure toute une vie.

Ensuite l'axe de la quantité de l'échantillon, c'est-à-dire un échantillon significatif au point de vue statistique et scientifique. Les Zones Bleues observent différentes géographies et populations, ce qui permet de ne pas dépendre d'une seule étude où une région serait la cause de longévité, ou que l'ADN de certaines ethnies jouerait un rôle primordial. Ces zones incluent le Costa Rica, la Sardaigne, l'île d'Icarie en Grèce, la ville de Loma Linda en Californie et la préfecture d'Okinawa au Japon. Des dizaines de milliers de personnes réparties géographiquement et ethniquement constituent un grand échantillon, et cet échantillon est soumis à l'axe, à l'épreuve du temps. Voilà une grande force scientifique.

J'ai vécu au Japon travaillant pour l'entreprise Inabata. C'était en 1997. Une anecdote : j'étais alors un étudiant qui venait effectuer un stage d'entreprise. À mon arrivée Mr Ozawa, alors un jeune employé de l'entreprise, eut la gentillesse de venir me chercher à l'aéroport. Il parlait un bon anglais, bien meilleur que mon japonais. Le lendemain matin il m'accompagna sur le trajet pour aller au travail. Nous saluâmes le gardien du dormitori dont la coutume matinale est de souhaiter une bonne journée à chaque occupant – et de vérifier qu'ils arriveront à l'heure, et marchâmes vers la station de train. C'était le premier août, il faisait déjà chaud et humide, et nous allions à vive allure. Les trains se succédaient fréquemment en station : Tokyo est une ville dense et les transports en commun sont le moyen privilégié pour se déplacer. Le train était tellement rempli que les employés de gare poussaient les gens dans les wagons afin de pouvoir fermer les portes. Là, silence dans un compartiment bondé qui se met en route. Nous restâmes debout, serrés. Après un changement et une quarantaine de minutes nous arrivâmes proche de la station de sortie, mais j'avais trop chaud et ne me sentais pas bien. Osawa proposa de sortir une station avant celle prévue, ce que nous fîmes. Je me mis à genou quelques secondes pour reprendre le souffle. Osawa proposa de marcher un peu plus en utilisant cette station de sortie, et nous trouvâmes notre chemin ce premier jour de travail à l'entreprise Inabata. Les jours suivants je m'adaptai et me pris même à apprécier le fait de marcher tous les jours, et de faire cet exercice parfois exigeant qu'est de prendre le métro japonais. Les transports en commun sont une grande source d'exercice physique, comme tout ce qui demande un mouvement naturel : marche, jardinage, prendre les escaliers plutôt que l'ascenseur. Au Japon la population bouge plusieurs fois par jour, c'est un exercice physique conséquent qui fait partie du style de vie. Peut-être est-ce pour cela qu'une des maximes des Zones Bleues est de *bouger naturellement.*

Ce séjour à Tokyo dura une année, une des années culturellement les plus riches de ma vie. L'opportunité s'est présentée par chance. Pendant la première année de l'école de management de Lyon j'ai eu la possibilité d'aller vivre de faire un stage d'entreprise à l'étranger. Cela m'attira et je fis tout pour mieux comprendre ce Japon commercialement et personnellement, partant habiter à Tokyo. Un siècle auparavant, c'était le fondateur de la société Inabata qui voyagea du Japon jusqu'à Lyon pour étudier la chimie, puis fonda la société à son retour avec ce qu'il apprit. Pour marquer les 100 ans de l'entreprise la famille Inabata invita un étudiant de Lyon pour une année pour travailler avec eux et apprendre la culture japonaise, et celui qui avait les meilleures notes de japonais à Lyon fut sélectionné. Par chance je fus cet étudiant. Les valeurs nippones encouragent les relations à long terme, faire du commerce profitable et harmonieux.

Le pays du soleil levant n'est pas une région où les populations vivent longtemps par hasard. De la nourriture équilibrée, de la confiance, de l'exercice physique – ces éléments de vie font partie du tissu social quotidien et sont disponibles pour tous.

Le Japon c'est aussi un pays de méditation, de concentration, et d'harmonie. La culture bouddhiste et shintoïste invite chacun à développer une relation avec la nature. La politesse, le respect et le souci de l'autre sont importants. Un autre souvenir de l'époque où il n'y avait pas de GPS de navigation électronique : il était courant que lorsqu'un étranger est perdu et cherche sa direction, celui qui sait aidait cet étranger en marchant avec lui pour l'accompagner. Un don de temps, un don de soi, un exemple de la culture japonaise dans son respect et son entraide. On disait même qu'il était arrivé qu'une personne oublie son porte-monnaie à un restaurant et que revenant une heure plus tard celui-ci était toujours là. Je n'ai cependant jamais essayé. Le rapport à la nature prend forme avec l'approche culinaire : on dit *Nuchi Gusui* à Okinawa, qui signifie *Que la nourriture soit ta médecine*. Cela ressemble beaucoup à la philosophie d'Hippocrate, ainsi que celle de Robert Marchand. La nourriture d'Okinawa comporte une quantité équilibrée de riz, grains et céréales, ce qui n'est pas le cas du régime Paléo, par exemple.

Avant que Buettner ne se penche sur le cas d'Okinawa, cette île au sud du Japon, trois chercheurs avaient déjà documenté cette région et sa singularité : Bradley et Craig Willcox, et professeur Makoto Suzuki. Nous avons discuté tout au long de ce livre du problème des exceptions. En préface de l'ouvrage des frères Willcox et Dr Suzuki, le docteur Andrew Weil remarque que certaines personnes âgées de cette région disent ne jamais fumer, alors que d'autres du même âge notent le contraire, jusqu'à un cigare par jour[35]. A Okinawa et dans le reste du Japon, le système de vérification des extraits de naissance s'appelle le *koseki* et est en place depuis 1879. On trouve à Okinawa des pratiques sur la minimisation des maladies : une grande partie de la population fait de l'exercice physique. Si possible les gens préfèrent marcher plutôt que prendre la voiture. Le type d'exercice n'est pas celui du sportif de haut niveau ou soulever des haltères. C'est plutôt ce que Buettner appelle bouger naturellement. Les gens marchent quand ils ont l'occasion de le faire. Ils jardinent beaucoup, ce qui fait

---

35   *The Okinawa Program* by Bradley Willcox, Craig Willcox and Makoto Suzuki. Page ix.

travailler une grande diversité de muscles, ainsi que le sens de l'équilibre.

Okinawa bénéficie d'un excellent ensoleillement tout au long de l'année, ce qui permet de s'exposer au soleil modérément et souvent. Cela permet aussi de faire pousser fruits et légumes qui contribuent à une nourriture riche en produits végétaux. La proximité de l'océan permet la pêche et une alimentation en protéines à partir de poisson plutôt que de viande rouge. Même s'ils mangent que peu de viande les habitants d'Okinawa ne s'en privent pas complètement. L'approche dosée au sens Paraceltique est très présente à Okinawa. Une des expressions confucéennes dit *hara hachi bu*, ce qui signifie s'arrêter de manger une fois qu'on est « plein » à 80%. Dr Suzuki, Brad et Craig Willcox notent que la santé des habitants d'Okinawa ne tient pas qu'à la nourriture, au soleil et à l'exercice physique. Les habitants âgés font souvent preuve d'une propension naturelle à la vie. La retraite en est un exemple. A Okinawa, ce mot n'existe pas. Au contraire le vocabulaire de la région est composé de mots et d'expressions qui n'existent pas ailleurs, comme *Ayakaru* : la pratique de tenir la main d'une personne âgée qui échange son énergie de vie et sa bonne fortune avec vous. *Yuimaru* en est une autre, qui signifie un mélange de réciprocité et de solidarité.

La culture d'Okinawa ressemble au système confucéen du partage des champs et des puits, en anglais le *well-field system*[36]. En chinois le pictogramme pour le puits est #, ce qui

---

36 Pujol, Nicolas and Rossman, Vadim, The Well-Field System: How China Pioneered Open Source 30 Centuries Ago (November 12, 2011). Available at SSRN: https://ssrn.com/abstract=1958693 or http://dx.doi. org/10.2139/ssrn.1958693

se trouve diviser graphiquement une surface en 9 parties. Le système de puits et champ est une des premières formes de capitalisme ou 8 parts, les parts extérieures, sont des propriétés privées et cultivées de façons commerciales. Au centre se trouve la neuvième part. Celle-ci est disponible à toute la communauté pour cultiver, et selon le système on y trouverait le puits également, rendant l'eau disponible à tous. Ce système de puits et champ, quand il n'est pas abusé, donne non seulement un sens de communauté et de réciprocité mais aussi des ressources tangibles. Il dit *vous n'êtes pas seul devant les aléas de la vie.* Il est important de noter que tous les systèmes de partage, qu'ils soient partiels comme dans ce cas avec juste un neuvième des ressources, ou plus répandus, ne peuvent fonctionner si et seulement s'ils ne rendent pas les individus fainéants, pensant pouvoir vivre du travail des autres. C'est là toute la différence, subtile et pourtant fondamentale, entre l'assistanat et la compassion. Dans l'assistanat on dépense vers une solution immédiate au besoin. On met un pansement. Dans la compassion il résulte une société plus forte, une amélioration durable au niveau global. Le concept de *Yuimaru* fonctionne à Okinawa car la population comprend cette distinction.

Les auteurs de l'Okinawa Program insistent sur le rôle négatif d'un stress excessif, au-delà du stress qui stimule et motive. Ils citent l'étude Framingham37 qui suivit 749 femmes sur une période de plus de 20 ans. Celles qui stressaient le plus avaient une incidence de problèmes cardiovasculaires 7 fois supérieur au reste du groupe. Bien sûr le stress fait partie de la vie. Parfois on doit y faire face, on ne choisit pas comment les

---

37   The Okinawa Program, Page 239-240

événements se présentent. D'autres fois on peut le minimiser : bouger naturellement, prendre du recul, réaliser que le monde continue, et que beaucoup de choses vont très bien !

J'avais évoqué M. Mihara lors de cette année au Japon et son approche du travail dans l'ouvrage précédent, *The Mind Share Market, les marchés du partage*. M. Mihara travaillait chez Inabata et terminait 45 ans de carrière en 1997 lorsque je commençais la mienne. Nous nous sommes retrouvés 15 ans plus tard à Tokyo, fin 2012. Il était radiant d'énergie comme si nous nous étions vus la semaine précédente. Nous avons ensuite rendu visite à M. Inabata, le dirigeant de l'entreprise, qui lui aussi n'avait pas changé. Mais l'important, c'est un des messages des Zones Bleues comme celui de cet ouvrage, est que nous sommes restés en contact et avons pu nous retrouver tant d'années plus tard.

Un chirurgien végan à l'épreuve du temps

Nous avons déjà évoqué dans cet ouvrage le chirurgien phénomène des Zones Bleues, le Dr. Ellsworth Wareham : chirurgien cardio-thoracique qui exerça sa profession jusqu'à l'âge de 95 ans avant de passer à de nouveaux projets. Il s'arrêta non parce qu'il ne pouvait plus exercer mais pour laisser la place aux jeunes. Le fait que Wareham soit lui-même un scientifique, ayant opéré à cœur ouvert des centaines de fois, et le fait qu'il ait à ce jour 102 ans, fait de lui quelqu'un qui a de quoi partager ce qu'il a vu, et ce qu'il fait pour être si fort.

Wareham grandit avec ses parents qui étaient fermiers. Il dit ne jamais avoir été intéressé par la consommation de produits d'origine animale, mais qu'il en mangeait en petites quantités pendant la première partie de sa vie, jusqu'à l'âge de 50 ans. C'est seulement à ce moment que Wareham décida de transitionner sur un mode de vie sans produits animaux, végan. Une des observations de Wareham pendant son activité de chirurgien, est que les artères des patients qui avaient un style de vie plutôt végan étaient souvent plus flexibles, alors que les patients consommateurs de produits animaux avaient des artères plus dures. Ce n'est pas une observation scientifique selon Wareham, juste sa propre expérience. « *Ce n'était pas le cas à 100% et je ne gardais pas de statistiques sur mes expériences opératoires, c'est juste une chose que j'ai observée. Mais je me suis mis à y réfléchir. Et quand je voyais des gens qui se faisaient couper les doigts de pied par manque de circulation sanguine, ça m'a vraiment motivé à devenir végan. Ce changement en moi s'est fait graduellement.* [38] »

Pour le chirurgien Wareham, le taux de cholestérol est le coupable principal dans les maladies cardio-vasculaires – première cause de mortalité dans les pays développés. Il fit un entretien enregistré à l'âge de 98 ans dans lequel il partage son taux de cholestérol de 117, avec un objectif de garder ce chiffre au-dessous de 140. D'après Wareham si on reste au-dessous de 140 tout au long de sa vie il est rare de développer une maladie cardio vasculaire. Je connais mon taux de cholestérol et dernièrement il était de 137. Connaissez-vous le vôtre ? Il est important de mesurer, ne serait-ce que par curiosité et pour quantifier un chiffre conséquent dont le corps ne donne aucune sensation. Les méthodes que nous avons aujourd'hui paraitront peut-être rudimentaires ou dépassées dans quelques années. Tant mieux si c'est le cas. Mais

---

38   The Blue Zones, Page 154

les nouvelles méthodes s'appuieront sur le même principe : le pragmatisme et l'observation. Nous avons de nombreux outils de mesure à notre portée aujourd'hui et ne les utilisons souvent pas. C'est en particulier nécessaire pour des mesures telles que le cholestérol : il ne cause aucune douleur pendant de très nombreuses années, comme s'il n'avait aucun effet. On peut mesurer la température du corps avec précision, mais même sans thermomètre on sent quand on a de la fièvre ! On n'est pas bien, on a chaud, on a froid, le corps nous donne des signaux. Mais avec le cholestérol, on ne sent rien ! Il en va même pour le taux de vitamine D et autres facteurs possibles sur notre bien-être pour lesquels le corps ne donne pas de signal. Rappelons-nous le savoir d'Hippocrate : un patient informé prend de meilleures décisions.

Décider de devenir végan n'est pas chose simple : c'est un style de vie radical. Pas de produit animal du tout. Pas de lait, pas de viande, pas de poisson, pas de beurre, la liste est longue. Ensuite il faut se demander si cela en vaut la peine : que de plaisirs auxquels on renonce ! Pour quelle raison, vivre un peu plus longtemps ? Cela ne me semble pas un argument fort : si l'espérance de vie moyenne est de 80 ans aujourd'hui, ce qui inclut les personnes qui font de gros excès, les accidents de la route qui n'ont aucun lien avec le régime alimentaire, l'intérêt de gagner quelques années de plus semble débattable. On peut considérer le problème de l'autre angle : celui de limiter les risques d'être malade tôt, de maximiser chaque jour de la vie en ayant toute notre énergie. Là, c'est beaucoup plus intéressant. Mais dans la société actuelle, majoritairement non végane, ça reste compliqué socialement et d'un point de vue pratique.

L'autre argument du véganisme est l'argument éthique : ne pas tuer les espèces animales. C'est ce qu'Aymeric Caron appelle l'antispécisme, qu'une race n'inflige pas aux autres ce qu'elle n'aimerait pas qu'on lui inflige[39]. Mais alors les plantes sont-elles des êtres vivants ? On peut en arriver à ne plus rien manger. D'autres centenaires mangent de tout, y compris tous les produits animaux – Robert Marchand par exemple. Il fait cela en modération, ce qui amène à une autre considération : sommes-nous capables de nous modérer comme Robert, ou est-ce plus pratique de tout simplement ne jamais toucher aux produits animaux ?

Wareham dit ne pas être un fan des anecdotes. Son point de vue est qu'elles ne prouvent rien. Pourtant c'est ce même Wareham qui raconte sa conversion progressive au véganisme, après une succession d'observations individuelles. Ces anecdotes ne sont pas si inutiles. Sur le fond il a raison : il faut que ces observations soient corroborées par des études sur de plus grands nombres. « *Les anecdotes [...] ne prouvent rien. Par contre, l'étude de Dr Fraser sur les populations adventistes, ainsi que celles de ses collègues, sont un travail très significatif. Elles examinent le style de vie et les résultats de plus de 34 000 personnes sur 12 ans. Cette étude devrait avoir une grande considération.*[40] »

Un ami

Nous avons besoin des deux : les études scientifiques, et la rencontre de personnes réelles, autour de nous. Chercher

---

39 Aymeric Caron, *Antispéciste : repenser l'humain, l'animal, la nature*, Éditions Don Quichotte, 2016.
40 The Blue Zones, Page 157

dans les livres, là où d'autres sont passés, ce qu'ils ont vu, est essentiel pour accéder à une connaissance au-delà de notre environnement immédiat. Je suis convaincu que de nombreuses personnes existent autour de vous qui ont fait des choses que vous souhaiteriez accomplir, ou plus simplement dont vous souhaiteriez comprendre les méthodes. C'est ce qu'a fait un ami pour aider à compléter cet ouvrage.

Ma tante Éliane est une des grandes cuisinières de la famille. Chaque fois qu'avec ma famille nous allons voir ma cousine et sa famille, nous sommes toujours épatés par le talent culinaire d'Éliane qui cuisine un festin pour l'occasion. Son ami, Félix, vient d'avoir 85 ans, et l'été dernier nous nous sommes assis après le repas pour discuter de son style de vie[41].

Félix ne fait pas son âge, de la même façon que Robert Marchand ne fait pas le sien. Comme Robert, Félix a commencé à travailler très tôt, dès 14 ans. Il en plaisante : « *on dit aujourd'hui qu'on a des diplômes, Bac + 3 ou Bac + 5, quand on demande je dis que j'ai bac - 4. J'avais 14 ans et une semaine. Je travaillais à plein temps, même le weekend parfois* ». Pendant 2 ans Félix travailla dans une boutique, puis de fil en aiguille a pu intégrer une agence bancaire où il travailla pendant plus de 40 ans.

Un fil directeur de la pensée de Félix est la force tranquille : « *je n'ai jamais apprécié les gens qui se lèvent le matin pressés de se raser, stressés toute la journée. Je préfère me lever quelques minutes plus tôt, prendre un café, et prendre le temps de faire les choses. Quoi que je fasse j'aime m'appliquer, et je prends mon temps. Je fais aussi un meilleur travail comme ça.* » Éliane note qu'elle donna un jour un plat

---

41   Discussion sur la vie avec Felix Martin: https://www.youtube.com/
playlist?list=PLYC1mGNgB3NOE9oh45OcpMZDjoVR3J9ZY

cassé en de très nombreux morceaux à Félix, il le reconstitua patiemment, complètement.

Plusieurs fois par semaine Félix fait de l'exercice en commençant par une vingtaine de minutes de vélo d'appartement. Puis quelques minutes d'exercices d'étirement, puis 10 à 15 minutes de travail de force, quelques haltères légères ou une planche pour abdominaux. Félix ne connaît pas Robert Marchand, mais le plan d'exercice s'avère être très similaire. D'abord un échauffement, puis la force, et en régularité. Il a toujours été actif pendant l'âge adulte et c'est à la retraite qu'il s'est mis plus sérieusement à l'exercice.

Félix mange également de tout. Pas de régime végan ! Il boit de l'alcool en petite quantité, régulièrement. Nous discutions après ce repas festif d'Éliane qu'on ne peut pas manger tous les jours comme ça. C'est peut-être la merveille d'un repas délicieux comme celui-ci, c'est-à-dire qu'on garde certains moments pour les jours de fêtes et d'autres jours où l'on fait plus simple, d'autres jours on mange moins : restriction calorique de compensation pour un moment passé ensemble sans regarder. Sur une journée normale Félix prend un petit déjeuner classique, avec un kiwi si possible. Le déjeuner est le repas principal de la journée. Tout est bon, mais il essaye de limiter les fritures. « *Une friture ou deux de poisson dans l'année c'est que j'ai fait des excès* ». Le sujet de la dose est récurrent « *il faut manger de tout, mais il ne faut pas exagérer, et entre les repas je ne mange pas. Même un fruit, dans la journée je ne grignote jamais* ». Quant aux dîners, la majorité de l'année c'est un yaourt nature et un fruit. Rien de plus, sauf en hiver où Éliane fait une soupe qu'il ne peut pas refuser. Mais précision : les jours de soupes, pas de yaourt !

Nous changeons avec le temps. Notre regard d'enfant n'est pas notre regard d'adulte. Félix se rappelle d'une cour où il allait étant petit, qu'il visita plus tard en tant qu'adulte. L'image gravée dans sa mémoire était celle d'un grand espace. En arrivant il la trouva beaucoup plus petite. Il se demanda même si on avait construit sur la cour et qu'il ne restait qu'une petite surface. Tout ce qui avait changé était son regard, cette fois un regard d'adulte. Nous avons parfois des souvenirs d'enfants comme celui-ci, de lieux dont nous nous rappelons comme si c'était hier alors que de nombreuses années ont passé. Que ces lieux étaient grands quand nous étions petits.

Le jour où nous discutions, cela faisait 27 ans que Félix était à la retraite. Il garde une activité non seulement physique mais aussi intellectuelle très active. Il fait partie d'une association locale de la ville d'Apt où les membres transcrivent des textes en vieux français : travail de mémorisation de vocabulaire très riche et intense pour essayer de comprendre ce que la personne, il y a bien longtemps, a voulu dire. C'est un travail de groupe qui garde socialisé, qui permet de réfléchir, de communiquer avec des amis et des collaborateurs. Cette activité s'oppose à la notion classique de retraite qui ne devrait pas être ainsi : solitude, ennui, inactivité, répétition. Toutes les choses qui, à dose quotidienne, font mal. Félix a su inventer la vie qui va avec une approche de vie qui garde en forme corps et esprit, approche disponible pour toute personne qui souhaite rester active.

La dose contre le 'tout ou rien' : le problème des addictions

Tout au long de cet ouvrage nous avons discuté du rôle de l'équilibre et de trouver la bonne dose pour chaque activité ou chaque substance. Idéalement nous nous comportons rationnellement et pouvons comprendre quelle quantité choisir. En réalité certaines activités et certaines nourritures ou boissons jouent avec notre rationalité : le phénomène des addictions. Nous ne mangeons plus. C'est la nourriture qui nous mange.

Disons par exemple que la bonne dose de café est une toute petite tasse, tôt dans la journée. On peut vivre sans café – je l'ai fait pendant 30 ans. Puis j'ai accepté une petite tasse ici et là. Puis, certains jours, manquant de sommeil je me suis dit qu'une deuxième petite tasse ça ne ferait pas de mal, et d'autres jours la tasse était moins petite que d'habitude. Vous voyez la tendance : le corps s'habitue à une première quantité, puis prend l'envie d'une quantité plus importante, au point que nos instincts ne nous disent plus forcément quelle quantité correspond à nos besoins. Nos envies prennent le pas. Quand on applique ce phénomène à l'alcool ou aux desserts, choisissez votre plaisir, on arrive à se demander s'il n'est pas mieux pour certains d'entre nous d'éviter certaines substances ou activités complètement.

De la même manière que nous naissons pas égaux devant la liberté, nous ne sommes pas égaux dans la capacité de contrôler les désirs. Robert Marchand, Ellsworth Wareham, Félix Martin : ils ont la capacité de contrôler minutieusement leur consommation. Je n'ai pas le désir de pousser la raison aussi loin qu'eux. Certains d'entre nous aiment parfois être rationnel, Apollinien, d'autres fois on aime faire la fête. Excès Dionysiaques avec vin, chocolat, et le lendemain, trop de café. C'est une manière d'être libre et je ne pense pas cela néfaste pour ceux qui sont conscients de ce qu'ils font. On sort du domaine de la calibration vers une expérience sensorielle, existentielle. Il faut décider de la dose qui va avec son mode de vie.

Aujourd'hui il est social de boire de l'alcool. Ne pas boire nécessite de trouver la relation avec ses amis ou ses collègues dans les soirées et arriver à être gai sans être enivré, à être capable de gérer sa consommation indépendamment de celle du groupe. Germaine, la fermière dont je vous ai parlé au tout début de ce livre, n'a jamais bu d'alcool. Elle disait récemment qu'une grande fierté personnelle est de pouvoir chanter, danser et plaisanter sans absorber une goutte d'alcool. Formidable de sa part.

Mon mode de vie

Un des objectifs de ce livre est de montrer ce que les populations, ainsi que ceux qui ont vécu toute une vie, tels les centenaires, font pour se calibrer. Il est naturel qu'on me demande parfois, qu'est-ce que je fais ? Suis-je végan ? Est-ce que je soumets mon corps à la violence des marathons ? Je partage donc cette section avec quelques pratiques auxquelles j'adhère jusqu'aujourd'hui. Comme le note Wareham, considérez les études sur les populations comme celles des Zones Bleues plus convaincantes que ce que fait Nicolas Pujol. Je suis sujet au hasard, alors que les populations ne le sont pas.

J'aime les modes de vie intenses. Prenons un exemple chiffré. Sur une échelle de 0 à 10, si la carence représente les valeurs 0 et 1, l'équilibre 2 à 8, et l'excès les valeurs 9 et 10, le plaisir et l'évitement du déplaisir se trouvent dans les valeurs d'équilibre. Si parfois je fais un excès je ferai un jeune pour rééquilibrer le total. On peut ensuite considérer une moyenne de 5. On peut passer chaque jour proche de cette valeur : dans l'alimentation, l'hydratation, le sommeil, l'exercice physique. Ce mode de vie m'ennuie du fait des répétitions et du manque de variabilité. A cela on peut aussi obtenir la même moyenne avec une valeur de 2, suivie de 8, puis 5, 3, 7, 2, 2, 8, 8, 5, 5, vous saisissez l'idée. Un jour festif entre amis ou en famille donne l'occasion de diner ensemble, de bien manger, partager quelques verres de vin. Le lendemain il est possible de manger une salade et boire seulement de l'eau. Cet été j'ai participé avec un groupe de cyclistes en bonne forme à l'ascension du Mont Baker dans l'État de Washington – près de 2 heures de montée. Le lendemain je n'ai fait aucun sport. La veille j'avais juste marché une heure avec mon épouse. Je vis de façon variable au fil des possibilités et des aléas : des jours très peu, d'autres jours beaucoup plus.

Je mesure ce qui me semble important et qui est simple de mesurer. Le poids est un exemple. Je pèse 75 kilos pour 1 mètre 87 centimètres. C'est un indice de masse corporelle (IMC) de 22. Si je fais moins de sport mon poids diminue du fait de la perte de masse musculaire. Si le poids augmente de plus de 3 kilos je le vois immédiatement et je mange moins de féculents, et moins en général. Depuis que j'ai atteint l'âge adulte la variation entre minimum et maximum n'a jamais excédé 5 kilos. Je ne mesure jamais le nombre de pas effectués par jour. Cela aide peut-être certaines personnes, mais du fait du style de vie variable certains jours sont très au-dessus du seuil recommandé par les outils actuels, d'autres jours très au-dessous. J'ai peut-être de la chance dans ce domaine car il me demande peu d'effort.

Le système cardio vasculaire est important et aujourd'hui, comme nous en avons discuté dans ce livre, la science évolue et les études sont contradictoires sur la bonne nutrition pour éviter les maladies. Donc je fais avec les données actuelles. Je mesure mon cœur au repos, environ 50 pulsations par minute (ppm). Le rythme maximal est plus difficile à obtenir car il faut fournir un effort à 100% et avoir un cardio fréquencemètre. Il y a 18 mois je m'étais mesuré à plus de 190 ppm brièvement, un jour de canicule, mais en général le maximum est juste légèrement supérieur à la formule standard de calcul de fréquence maximale, 220 moins son âge. Les autres chiffres importants pour le système cardio sont ceux du cholestérol. Il va au-delà de ce livre d'étudier dans les détails les chiffres du cholestérol, mais chaque année je mesure ces taux avec mon médecin et avec le temps - en particulier en mangeant moins sucré et moins de produits laitiers - ils se sont améliorés. Je vous encourage à mesurer les vôtres avec votre docteur et trouver le style de vie vers des valeurs de cholestérol idéales. Pendant que vous êtes avec votre médecin il prendra probablement votre tension, 2 chiffres de plus à garder à l'esprit et sur lesquels travailler. En particulier pour la tension, je tente de ne pas manger trop salé. Les tendances de société sont inquiétantes : je me rends dans plus en plus de restaurants qui servent une cuisine extraordinairement salée, au point que j'en parle parfois au serveur pour qu'il relaie l'information en cuisine. Donner une salière est une chose. Mais une fois que le sel est dans le plat je ne peux plus l'enlever.

Je suis un bon vivant en ce qui concerne l'alimentation. Je ne suis pas à ce jour végan. Il est possible que je passe cette étape un jour, peut-être pour des raisons éthiques de traitement de l'animal, peut-être pour des raisons de santé – il fallut plusieurs décennies au docteur Wareham pour y venir, c'est venu progressivement pour lui. En attendant je mange de tout, y compris de temps en temps un bon steak saignant. Je tente de minimiser les aliments industriels tels que les chips, les biscuits et autres sucreries artificielles. Je fume une cigarette tous les 10 ans en moyenne. Je pourrais dire je ne fume pas mais c'est la vérité, j'ai dû fumer au total 3 ou 4 cigarettes dans ma vie.

Lorsque j'effectue des changements de style de vie, sommeil, exercice physique, alimentation, j'essaye de ne changer qu'une seule chose à la fois et je laisse passer plusieurs semaines ou plusieurs mois pour mesurer l'impact. Nous avons tous des intolérances, des non-adaptations qu'il nous faut identifier. Parfois ce n'est pas chose simple, car les effets se mesurent sur des périodes de temps significatives, d'une part. Aussi, d'autres choses autour de nous changent, ne serait-ce que les saisons, l'exposition au soleil, donc le taux de vitamine D dans le sang. Donc, en ne changeant qu'une chose à la fois vous augmentez vos chances d'identifier les coupables ainsi que les non-coupables.

Les addictions sont par définition piégeuses. On s'habitue vite au sel, à l'alcool, au sucre, au café. Je ne m'abstiens d'aucun de ces produits mais fais attention aux doses, de peur qu'à force de manger ces produits ils n'en viennent à me dévorer.

Le matin est devenu un rituel pour un petit déjeuner de fruits. Si l'approche végane est globalement correcte et qu'on ne choisit pas toujours les ingrédients du déjeuner ou du dîner quand on va au restaurant, à des repas d'affaires, de famille, ou chez des amis, il est simple de couper quelques fruits le matin ce qui garantit au moins un repas végan dans la journée – qui d'ailleurs ne contient pas de sodium.

La modernité nous aide et nous menace en même temps. J'utilise un téléphone portable avec des centaines d'applications. Tant que faire se peut, je minimise les notifications inutiles donc les distractions. La nuit je pose le téléphone à plus d'un mètre de distance pour éviter la proximité excessive des ondes dont aujourd'hui on ne connaît pas les conséquences. J'utilise le principe de variabilité pour les réseaux sociaux. Parfois je suis branché pendant quelques semaines, je poste régulièrement, d'autres fois je ne les visite pas et je ne poste rien.

Le sujet du sport est amplement couvert dans cet ouvrage. J'essaye au possible d'éviter les blessures et quand elles se présentent, éviter que les douleurs ne deviennent chroniques. Avoir une musculature équilibrée est important : les muscles forts surchargent les muscles plus faibles qui ont moins d'endurance. Je me suis souvent blessé ainsi. Je m'échauffe pendant une dizaine de minute à allure facile avec quelques étirements lents et légers au préalable. Avec l'âge cela devient de plus en plus important.

Prenez donc ce que je fais comme une rétrospective de ces 25 dernières années. C'est un mode de vie simple qui jusqu'ici fonctionne. Sans doute je devrai m'adapter dans les décennies qui viennent, peut-être devenir plus rigoureux dans la calibration, tant que cela n'empêche pas de profiter de la vie. Nous sommes là pour ça.

Applications dans d'autres domaines

Étendons le concept de calibration avec le corps et l'esprit pour une analogie dans les marchés de la finance. Là, la calibration, l'indépendance de la synchronie dont nous avons discuté auparavant et le dressage neuronal peuvent peut-être réduire le rôle de la chance, du hasard sauvage, et des esprits animaux qui règnent sur des marchés volatiles.

Les phénomènes de foules ne se contiennent pas au trafic automobile. L'économiste Robert Shiller l'a illustré dans son essai *Irrational Exuberance* [42]. Vers la fin du siècle dernier une bulle financière se forma. Qu'est-ce qu'une bulle financière ? C'est un phénomène de masse dans lequel les gens achètent des actions, des parts d'entreprises, à des prix bien plus élevés que la norme historique. Sur une échelle de temps suffisamment longue, environ un à deux siècles – nous n'avons de données historiques sur les marchés financiers que pour quelques décennies – les prix suivent des tendances moyennes. Une des façons de calculer la valeur d'une action d'entreprise est le price-earnings ratio, PE ratio : on divise la capitalisation boursière de l'entreprise par son bénéfice net. La moyenne historique du PE ratio sur le long terme est entre 15 et 20. Donc, quand ce ratio est en dessous de 15 les actions sont plutôt bon marché et sous-évaluées. Quand ce ratio dépasse 20, elles deviennent chères.

Quand on fait de l'analyse financière on regarde des facteurs supplémentaires, comme les taux d'intérêts. Au plus ceux-ci sont élevés au plus les PE ratios sont bas. Les taux d'intérêts agissent en force gravitationnelle sur les valorisations d'entreprises. Aussi, un commerce en forte croissance de ventes qui réinvestit les profits aura un PE ratio très élevé, car le bénéfice E, est quasiment de zéro puisque les profits sont immédiatement dépensés pour produire plus de ventes. Si les

42   Irrational Exuberance, Robert Shiller, Princeton University Press, March 2000

prospects de profits futurs sont favorables une fois les parts de marchés acquises, cela peut justifier un PE ratio bien plus élevé que la moyenne. Mais de 1996 jusqu'à l'été 2000 les ratios sont montés au total bien plus haut, battant tous les records historiques. Au pic du marché des foules d'individus et de fonds institutionnels, des « professionnels » qui ne devaient pas être dupes, continuaient d'acheter les actions. Le PE ratio moyen était passé à quasiment 45, du jamais vu.

Tout sentait le retour de manivelle : les médias, les analystes financiers de conseil donnaient des recommandations d'achat avec un PE de 45 pour le marché entier des Etats Unis. Les profits continuaient de grimper, les actions avec. Cela semblait une source de bénéfice infini. Le problème des phénomènes de masse est qu'ils détruisent leurs détracteurs sur le passage, avant que ces phénomènes implosent. Dès 1996, 4 ans avant l'effondrement de la bulle financière, de nombreux économistes comme Mark Faber avaient vu la valorisation excessive des actions. Mais que faire contre la masse ? Vous vendez vos actions, un mois après leur prix monte d'encore 10%. Le mois d'après, encore 10%. Le marché aspire les négativistes, les réalistes, et encourage à tomber dans le piège.

Et c'est là où les gains sont les plus importants, au pic de la bulle, que tout le monde célèbre en achetant à prix très cher. C'est à ce moment qu'il est le plus tentant de rejoindre le groupe qui a fait tant de profit – dans ce qui est maintenant le passé. C'est précisément lorsque les prix sont les plus hauts, que le dernier acheteur se pointe. On appelle cet acteur, en terme économique, l'acheteur marginal : celui qui acquiert au plus haut avant que les prix s'effondrent. C'est donc quand tous les acquéreurs ont fait leurs emplettes, que même le plus sceptique de tous est désormais convaincu. Prendre alors le sens opposé. Il faut non pas acheter, mais vendre ou garder ses positions sur le long terme. L'investisseur compétent – ou chanceux d'avoir le bon timing, prend le marché en sens inverse de la foule.

Il en va de même quand les professionnels et autres porteurs prennent peur : tout le monde vend. Vendre c'est vouloir mettre le frein aux pertes, et quand tout le monde fait ça le frein devient l'accélérateur : les marchés s'effondrent encore plus. Une fois que tout le monde a peur, que le dernier vendeur a vendu, c'est le moment où les prix sont les plus bas. Les parts d'entreprises sont en soldes car tous les journalistes publient des articles sur les pertes de ces secteurs et de ces actions sur les 6 ou 12 derniers mois. Il semble que le monde économique va s'écrouler alors que cela s'est déjà passé. La presse et les analystes conduisent en regardant quasiment uniquement le rétroviseur.

Asynchronie d'investissement : une calibration intellectuelle et émotionnelle. Un dressage neuronal. Il faut aller en sens inverse de la foule pour ne pas perdre son argent. C'est plus facile à dire qu'à faire, mais cela donne une base rationnelle, Apollinienne. Ainsi un des investisseurs les plus prolifiques du vingtième siècle, Benjamin Graham, avait cette maxime : *« Ayez peur quand tout le monde a confiance. Ayez confiance quand tout le monde a peur »*. Buffett, qui considère Graham comme son maître spirituel, transmet cette maxime quand on lui demande ce qui détermina ses décisions pendant sa carrière.

Conclusion sur l'Apollinien

Penser et agir en Apollinien c'est observer ce qui cause le plaisir et le déplaisir sur le long terme, et prendre ses propres décisions sur un mode de vie qui minimise les risques qui ne valent pas la peine selon notre système de valeurs. Ce dernier est essentiel pour comprendre l'Apollinien : garder ses forces, économiser la prise de risque dans un domaine pour avoir plus d'énergie, plus de ressources à consacrer à un autre. C'est pouvoir donner de soi ailleurs. Aller de l'avant. Se concentrer sur les plaisirs, les projets, ou les décisions moins plaisantes qu'on juge *nécessaires*.

La vie nous permet de lui donner un sens. Elle nous octroie la liberté de dépenser notre énergie pour nous exprimer et permettre au monde de trouver son expression, sa liberté. C'est un contrat hédoniste : le souci de l'autre sans l'abandon de soi. Le souci de soi sans ignorer l'autre.

CHAPITRE 4

S'AVENTURER

Le concept du Nécessaire

Calibration et minimisation des risques inutiles constituent des fondations. Que construire avec ? Quand un pompier répond à un appel il ne donne pas priorité à sa longévité. Il pense aux autres. Il ne s'économise pas. Quand on aime le sport et qu'on descend en vélo à flanc de montagne à toute vitesse entre roches et ravin, on ne pense pas à sa longévité. On peut faire attention, mais on cherche une expérience. Quand on aime une personne, on peut se brûler comme une bougie qui se consume des deux bouts.

Les passions ont une endurance que la raison n'a pas. Si nous les gardons pour nous on peut finir comme *Les Timides* de Jacques Brel « une valise sur le cœur ». On poursuit parfois l'intensité au prix de la longévité. La vie demande de trouver un équilibre dans un constant déséquilibre. Le chapitre précédent sur l'Apollinien et celui-ci sur le Dionysiaque, c'est-

179

à-dire l'aventure, la créativité, le don de soi, forment une continuité. La métaphore du pompier en témoigne : Robert Marchand fut pompier plusieurs années. L'Apollinien n'a pas besoin d'empêcher le Dionysiaque, au contraire : il peut le rendre possible.

Paulo Coelho parle de la petite voix qui existe en nous, qui communique les choses que chacun doit accomplir. Cette petite voix dit « *tu es sur terre pour faire cela* ». Parfois nous l'écoutons. Parfois nous l'ignorons. Quelques temps plus tard cette voix continue de dire « *Tu le sais bien. Tu es ici sur terre pour faire cela* ». On peut continuer de l'ignorer. On rationalise : en écoutant sa voix on peut perdre ce qu'on a. Abandonner ce que l'on a, être incompris par la société. Et si nos amis ne nous comprennent pas ? Et si notre famille ne nous comprend pas ? Et s'il en advient moins de confort matériel ? Le problème n'est pas une question matérielle. Le problème est existentiel, identitaire. Nous sommes des êtres complexes. Le Nécessaire englobe les aspects contradictoires Yin et Yang. Yin : subsister à ses besoins. S'insérer dans la société. Yang : aller à l'aventure. Exister. Sans Yang on peut vivre une vie qui peut paraître accomplie : une carrière professionnelle, des loisirs, des activités de divertissement. Une vie de certitude.

Plusieurs voix existent en nous. Certaines sont des étincelles, des choses sans importance, des désirs qui ne mènent à rien, qui disparaissent ; des désirs dont nous ne voulons plus le lendemain. Ce qu'on souhaite aujourd'hui n'est pas forcément ce qu'on souhaitera l'an prochain. Alors comment écouter sa voix ? Comment faire la différence entre la voix récurrente et celle qui n'émet qu'un bruit éphémère ? Je sais que le cyclisme est un sport qui comporte des risques, mais c'est ma passion.

Je suis né pour pratiquer ce sport, donc je fais ce que je peux pour faire attention, rouler avec un casque, mais je n'imagine pas arrêter tant que j'aurai la force de le faire. Je sais qu'écrire un livre représente un projet qui met une petite pause à ma carrière de technologiste alors que je suis encore jeune, mais je me suis engagé à le terminer, et j'ai confiance : le temps venu, de nouveaux projets existeront. Un vieux proverbe conte qu'il faut faire dès le départ ce que d'autres attendent longtemps avant de commencer. Mais cette sagesse n'est évidente qu'a posteriori. C'est au fil des jours qu'on s'aperçoit qu'une voix persiste. On peut définir le *départ* dans ce contexte non pas littéralement comme la première fois qu'une idée ou qu'un désir s'empare de nous, mais plutôt *quand cette idée ou ce désir est suffisamment fort et récurrent.* Cette récurrence vous indique le signal. Elle vous donne la perception du Nécessaire.

Le Nécessaire est une raison de vivre, appelée *Ikigai*, prononcée i-ki-ga-i, au Japon. Vouloir faire son travail. Vouloir partir à l'aventure. Vouloir prendre des risques. Vouloir servir les autres. Vouloir recommencer le lendemain. Trouver un sens à l'existence. Le Nécessaire prend la forme d'un anti-regret. Regretter signifie vouloir revenir dans le passé et prendre une route différente. Quand un échec provient d'une intention éthique et qu'on a agi, qu'on a fait ce qu'on a pu, le regret n'a pas de place. Le regret n'a pas de corrélation avec la notion de succès ou d'échec. Il se corrèle avec l'éthique, le sentiment de traiter les autres comme on souhaiterait être traité. Le Nécessaire se nourrit de notre sens éthique au regard des autres, à notre propre égard, et de mettre notre énergie à utilisation.

Un processus électif

Il y a quelques années j'écoutais un débat sur l'athéisme, avec un professeur d'université dont l'argument était que la religion catholique et *La Bible* posent le problème de l'éthique élective, c'est à dire notre sens interne du bien. Si nous savons indépendamment ce qu'est le bien et le mal, à quoi sert une *Bible* ? La civilisation judéo-chrétienne repose sur des textes qui à l'époque donnaient une éducation et des valeurs à la société. Quand nous sommes sur terre Dieu nous regarde, prend note, et récompense les bons une fois la vie terminée. La logique de la religion n'est donc pas fondée sur une existence terrestre comme fin mais comme moyen. La vraie vie prend place après la mort ; une grande promesse. Mais l'argument de faire le bien parce que *La Bible* le demande est aussi pernicieux. Ce n'est pas faire le bien car c'est la bonne chose à faire, mais agir parce que Dieu nous le demande. Pourquoi ne pas faire le bien par compréhension indépendante de ce qui est bon ou ignoble ? Un processus électif commence par un choix, par une construction du Je. Le Je qui pense, comme le formule Descartes, *je pense donc je suis*. Si je ne pense pas, je ne suis pas. Appliquer une règle sans la comprendre : si on ne peut penser, peut-on exister ?

Exister ne requiert pas de renoncer à une religion. On assiste aux débats sur l'athéologie, le renoncement à une culture qui englobe l'histoire d'un peuple et sa spiritualité. Les philosophes et sociologues amalgament la religion comme un package indissociable d'une communauté, tradition et culture, avec une doctrine, un Dieu personnifié, le tout à prendre au sens littéral. Considérons l'approche mythologique de la religion comme l'a fait Joseph Campbell. La logique de Campbell est que la mythologie n'est pas à prendre au sens strict, ce n'est pas une historicité. C'est une illustration d'une culture, de symbolisme, de rituels et de mythes qui ne sont pas à prendre au premier degré. On peut être religieux, croire en une force créatrice, et en même temps prendre des décisions indépendamment dans chaque contexte. L'éthique élective ne nécessite pas l'athéologie. Demander l'athéologie comme prérequis de moralité ne me semble pas mieux que le fondamentalisme religieux que les athéistes critiquent.

La loi et l'éthique marquent la même dichotomie. Si la loi est correctement construite une décision éthique doit être une décision conforme à la loi, et vice versa. Mais parfois la loi est interprétée et appliquée en dehors de son intention initiale. On peut prendre le cas de l'abus de l'assistance publique : s'il devient plus rentable de percevoir un revenu minimum sans travailler qu'en travaillant, on ne doit pas s'étonner que la ligne d'attente s'allonge pour bénéficier de ce service d'assistance. Ce qui est initialement pensé comme une aide aux personnes démunies devient une aide aux petits malins qui tirent avantage du système – légalement. Au diable l'éthique et à chacun pour soi. Cela invite à une attitude de désengagement des travailleurs actifs envers les systèmes socialistes. Conçus initialement pour aider, ils se transforment en systèmes de subvention. Ceux qui travaillent payent pour ceux qui ne veulent pas travailler alors qu'ils le pourraient. Pour que l'on puisse adopter un comportement éthique il faut que le système empêche l'abus de générosité. On peut légiférer, adapter les lois, mais au final il faudra que chaque décision d'aide soit approuvée ou refusée dans son contexte, humainement, donc avec une part de subjectivité.

Donner par envie, sans obligation, agir par compassion indépendamment de la morale écrite, sans attente de récompense. On trouve de multiples façons d'exister, de rayonner, d'exprimer un caractère, de créer dans le chaos de l'univers.

Une utilisation enthousiaste du temps

Alain Finkielkraut et Christophe Charle remarquaient récemment dans le débat *Répliques* que la société est en recherche de plénitude car la modernité mange le temps[43]. On vit plus longtemps, mais en réalité on vit moins longtemps. Les bons moments dont on pouvait profiter auparavant à méditer, à être calme, sont dévorés par les interruptions. Le temps est une ressource qui coule comme une rivière : il ne s'arrête pas. Il ne nous attend pas. On ne récupère pas le temps passé. On n'a jamais assez de temps pour être à la hauteur de toutes les attentes de la société. Il faut s'organiser autrement. Si nous vivons plus longtemps et que la technologie peut nous rendre plus efficace, pourquoi ce malaise ?

Sans que la longévité n'ait aucune importance, l'homme doit repenser la société et la place de l'individu pour permettre des moments de méditation, de création, d'expression, d'aventure. Ce n'est pas qu'une question de prendre des vacances : ce sentiment de malaise est décrit dans la société française, à ce jour un des pays avec le plus de congés payés au monde. Les congés et le tourisme sont des pansements. Le

---

43   Répliques, France Culture, 11 Mars 2017, https://www.france-culture.fr/emissions/repliques/la-vie-intellectuelle-en-france-etat-des-lieux

temps du travail fait avec passion, vouloir travailler, établir avec ses collaborateurs la relation qu'on souhaite que les autres établissent avec nous, appliquer cette notion aux autres domaines de la vie quotidienne : ces méthodes résolvent le problème à la source. On traite la cause, pas le symptôme.

Vivre intensément, trouver l'important dans le moment présent, représente une modalité de redéfinir la relation avec le temps. Alors qu'on augmente la longévité en général donc la quantité, améliorons-nous la qualité de vie ? Bénéficier de sa pleine énergie, partir à l'aventure, aimer, vieillir en restant autonome chez soi, privilégier la qualité du temps par rapport à la quantité. On peut boire une très grande tasse de café contenant une forte proportion d'eau. Alternativement on peut déguster un petit café italien robuste, concentré. Question de goût, de préférence, moins de volume pour plus d'arôme.

C'est en alternance que l'Apollinien et le Dionysiaque vivent ensemble, que la raison et la passion se complètent. J'aime manger le soir, car c'est en soirée que notre famille est le plus souvent réunie et disponible pour se mettre à table et partager un repas. Le matin nous nous levons de bonne heure et commençons à des heures différentes, juste le temps pour quelques fruits et une boisson. Le midi nous sommes occupés, souvent à droite à gauche. Les enfants sont à l'école. Ce n'est que le soir où nous pouvons, en semaine, profiter d'un repas ensemble sans pression de temps. Alors nous essayons de passer un bon moment. Si je ne mangeais rien ou peu tous les soirs cela me priverait d'une partie de l'instant présent. Cela a un coût probable : selon une méthode Marchand ou de jeûne intermittent il y aurait quelque gain supplémentaire de longévité. Ne soyons pas excessifs à chercher la longévité à tout prix ! Passer un bon moment c'est prendre toute la longévité imaginable et la consommer dans ce moment précis. C'est concentrer la valeur d'un temps vide et long dans un temps moins long auquel on donne un sens. La calibration n'est pas un but mais un moyen vers le Nécessaire et les bons moments de la vie. C'est la raison pour laquelle cette section se trouve dans la partie expressive de ce livre, et pas dans le chapitre de calibration. C'est une notion centrale à répéter : la calibration est un moyen pour accéder à vos fins. Vos projets, vos valeurs, vos rêves, de l'ordre du sacré.

Ménager le haut du vase, lettre de Sénèque

Le sujet central de la relation au temps n'est pas nouveau. Il ne provient pas de la modernité, des téléphones portables et de la télévision. Sénèque fut un philosophe romain qui vécut il y 2000 ans. Par vertu d'avoir traversé deux millénaires sans perdre pertinence il est probable que de nombreuses générations futures trouveront du sens à ses mots. La première lettre[44] à son ami Lucilius illustre la nécessité de réaliser qu'il faut chercher la plénitude, donner de l'amour à l'instant présent.

> *« Oui, c'est précisément cela, mon cher Lucilius, revendique ta propriété sur toi-même; jusqu'à présent, on te ravissait, on te dérobait ton temps, il t'échappait. Apprends donc à le recueillir et à le ménager. Persuade-toi de cette vérité : des heures nous sont volées par force, parfois par surprise ; nous en laissons*

---

44 Sénèque. *Lettres à Lucilius* (La Petite Collection) (French Edition) (Kindle Locations 100-119). Fayard/Mille et une nuits. Kindle Edition.

d'autres s'écouler. Cependant, la perte la plus honteuse est celle causée par notre négligence : réfléchis bien et tu verras que la majeure partie de l'existence se passe à mal faire, une grande part à ne rien faire et la totalité à faire tout autre chose que ce qu'il faudrait. Quel est l'homme qui connaît le prix du temps, qui sait estimer la valeur d'une journée et comprendre qu'il meurt un peu chaque jour? En effet, notre erreur est de ne voir la mort que devant nous, alors qu'elle est en grande partie derrière : son domaine est le passé. Agis donc, mon cher Lucilius, comme tu me l'écris : saisis-toi de tous tes instants. En étant maître du présent, tu dépendras moins de l'avenir. À force de remettre à plus tard, la vie passe. […]

Peut-être me diras-tu : « Comment fais-tu, toi qui donnes de belles leçons ? » Je te l'avoue franchement : je profite, mais avec ordre ; je tiens les comptes de mes dépenses. Je ne puis me flatter de ne rien perdre, mais je sais le pourquoi et le comment de ce que je perds, je peux rendre compte de ma gêne. […]

Que conclure alors ? Je n'estime point pauvre celui qui sait s'accommoder avec bonheur de ce qui lui reste. Pourtant, j'aime mieux te voir veiller sur ton bien, et le moment est venu de le faire. Comme l'ont en effet jugé nos pères, « ménager le fond du vase, c'est s'y prendre trop tard, car la partie qui reste est bien peu de chose, mais également la pire ».

Une affinité pour l'aventure

Le bateau est en sécurité au port, mais il n'est pas fait pour ça.
– Paulo Coelho

Avec ce dernier chapitre nous continuons dans ce qui est le fond du sujet : l'expérience de l'enthousiasme. De temps en temps nous nous rendons en Équateur où une partie de notre famille réside. J'aime l'Équateur. Il ressemble dans de nombreux aspects à la belle France : un pays de contrastes sur une surface géographique modeste. Les États-Unis ont leur charme mais certains territoires sont si vastes qu'il est difficile de changer d'air rapidement. Vous pouvez conduire 5 heures tout droit sur une autoroute du Texas sans quitter l'état, avec des paysages similaires. En France, en 5 heures vous pouvez changer de la plage à la haute montagne. Différent climat, faune, flore, accent de la population locale, style architectural, en peu de temps et de distance quel contraste ! Il en va de même pour l'Équateur : on passe de l'océan à la haute montagne rapidement, du chaud au froid, du soleil au brouillard, d'un air dense en oxygène au bord de mer à un air raréfié à plus de 3000 mètres d'altitude. Et à 3000 mètres vous n'êtes pas au sommet de la montagne mais en plaine : c'est la capitale, Quito. Du fait de la latitude il fait chaud à cette altitude pendant la journée, frais parfois froid le soir. Nous étions en voyage en famille, avec mon épouse Layla et les enfants et avions loué une voiture pour nous rendre au sud de pays, à Vilcabamba, avec un arrêt sur le chemin dans la ville de Riobamba.

Partir de Quito le matin nous faisait arriver à Riobamba en milieu d'après-midi. Riobamba est proche d'un des grands volcans de l'Amérique du Sud : le mont Chimborazo, qui s'élève à 6268 mètres d'altitude, près de 20.000 pieds. Nous avions le planning pour le soir : visiter un restaurant local créé par chef Felipe Rivadeneira. Nous aimons nous arrêter dans les restaurants qui servent la nourriture du terroir. Une communion avec la culture d'une région. Une façon de découvrir la géographie par le goût. Pour le lendemain Layla m'avait inscrit dans une expédition en vélo tout terrain au mont Chimborazo. J'y réfléchissais en conduisant vers Riobamba. L'expédition nous amènerait en voiture jusqu'à 4800 mètres d'altitude pour le départ – l'altitude du Mont Blanc. De là, nous monterions en marchant vers le volcan jusqu'à environ 5100 mètres, avant de redescendre, prendre les vélos et partir dans la brousse. Ayant fait 35 ans de vélo cela ne me faisait pas souci. Ce qui occupait mon esprit était l'altitude : je n'étais jamais monté si haut. Le problème du mal d'altitude, une fois à 5000 mètres, est que s'il survient il est difficile de descendre rapidement. Pas de bouteille d'oxygène, donc pas de plan B si un problème se présente. Pour l'instant nous étions encore sur le trajet, en voiture, et naviguions.

Nous passons par une ville en construction, et à sa sortie l'autoroute que nous devions emprunter est bloquée. Demi-tour vers la ville, il faut prendre la route nationale située de l'autre côté. Nous perdons 20 minutes, ce qui n'est pas énorme, et cela a l'avantage de nous permettre de visiter plus de petites villes sur le chemin alors qu'une autoroute nous prive de ce charme. Nous trouvons la route nationale, qui passait sur le flanc d'une petite colline, et accélérons vers la vitesse maximale indiquée de 80 km/h. Il fait beau. Nous écoutons la musique dans la voiture, le trafic automobile est modéré. Tout à coup le pare-brise de la voiture explose en mille morceaux.

Des milliers de petits morceaux de verre partout : sur moi, sur Layla, sur les enfants. Cela s'est passé en 2 secondes. Une pierre de la taille d'une prune vient de nous percuter. Premier réflexe : aucun mouvement brusque. Je conduis, ce n'est pas le moment de causer un accident. Deuxième réflexe : quelqu'un est-il blessé ? Par miracle aucun des bouts de verre n'a coupé ou atteint les yeux, les enfants et Layla vont bien. Avec le soleil nous portions des lunettes qui par hasard nous ont protégé des éclats. Je cherche la première sortie, nous nous arrêtons pour enlever comme faire se peut les débris de verre. Deux hommes qui se trouvaient là observent l'état de la voiture avec stupéfaction. On sort, on se secoue. Comment une pierre d'une telle taille a-t-elle atterri sur le pare-brise ? Nous ne suivions pas de véhicule qui aurait projeté un objet par l'arrière comme cela arrive parfois. C'était de la colline que venait cette pierre. Des petits malins n'avaient rien d'autre à faire que lancer des pierres sur les automobilistes. Nous étions là au mauvais endroit au mauvais moment, mais aussi avec de la chance : les lunettes de protection, et surtout, le pare-brise qui explosa en milliers de débris garda sa structure et arrêta la pierre qui creusa un cratère au centre du côté passager. Il sauva la vie de Layla. Elle prit du cratère et de ce pare-brise une photo souvenir.

Nous avions conduit cette voiture toute la semaine à de nombreux endroits, notamment à travers une chaîne de montagne suivie d'une très longue descente vers l'océan. Pendant ces descentes je sentais les freins vibrer et n'étais pas tranquille. Malgré les imperfections de cette auto, c'est la couche de renforcement du pare-brise, une couche secondaire, redondante, qui fit le travail. Nous nous arrêtâmes à l'agence de location de véhicules à la ville suivante et prîmes une nouvelle auto, pour finalement arriver à Riobamba.

Physiquement et nerveusement j'étais fatigué et demandai à Layla d'annuler la sortie de vélo le lendemain. J'avais l'impression d'avoir utilisé mon quota de chance pour la semaine. Partir à 5h30 du matin à 5000 mètres d'altitude après ça, je ne m'en sentais pas l'énergie. Elle insista. Finalement cette journée de vélo fut excellente avec des rencontres d'autres aventuriers dans cette journée : deux jeunes Suisses et un couple de Canadiens, Bruce et Thérèse, qui devinrent des amis. A ma surprise aucun mal d'altitude, j'ai fait la descente des 5100 mètres à 4800 en courant. Le problème du risque est souvent qu'il n'est pas là où on l'attend. Ce qu'il faut éviter c'est que le risque paralyse inutilement.

Faire de la technologie un allié

Faire ce que l'on aime, créer, voyager, donner de soi, passer un moment avec ses amis. Hormis le dernier élément de la liste, faire ce que l'on aime c'est s'exposer au hasard. Qu'est-ce qu'une vie sans hasard, sans incertitude ? Nous avons besoin de ne pas savoir de quoi demain sera fait, sinon nous nous ennuierions à mourir. Il y a des hasards désirables et d'autres qui ne le sont pas. Dans ce contexte nous pouvons utiliser l'intelligence humaine et digitale pour réduire les hasards indésirables. Le terme intelligence artificielle est souvent employé, mais la vie digitale fait partie du cycle de la nature, de la création et d'une vie qui va être consciente, donc le terme d'une intelligence digitale plutôt qu'humaine ou organique semble plus approprié.

J'ai commencé mon apprentissage de la technologie au lycée Paul Arène au début des années 1990. Les ordinateurs étaient rudimentaires en rapport à ce qui est disponible aujourd'hui, mais nous pouvions apprendre les bases avec le langage de programmation Turbo Pascal. Un ami de classe et moi avions programmé un jeu vidéo et étions heureux du résultat. Ce jeu nécessitait un stockage sur une disquette lente qui tournait, tournait, pendant que le chargement de l'information stockée sur cette disquette se chargeait sur l'ordinateur. Cette information était une série de 1 et de 0, les deux chiffres primordiaux de l'informatique, le codage binaire dit *compilé* qui est celui que les ordinateurs peuvent exécuter. Dix ans plus tard je travaillais chez Dell sur les logiciels d'entreprises. Je m'aperçus alors que la technologie, quand elle est construite correctement, ressemble aux constructions de la nature.

Certains ordinateurs étaient très fiables, au point de ne quasiment nécessiter aucune maintenance. Une histoire devint une mini-légende dans le marché des ordinateurs d'entreprises. Un client avait mis un ordinateur en place pour effectuer du stockage de données sur un serveur central ainsi que des travaux d'impressions de documents. Avec les années qui passèrent les employés du service informatique se succédèrent, et le bâtiment de l'entreprise évolua. On en vint à oublier que cet ordinateur (un *serveur* en informatique) faisait toujours son travail, sans qu'on garde trace de son existence ou son emplacement exact. Ce n'est qu'un jour, lorsque des ouvriers démolirent un mur, qu'on trouva le serveur dans une petite pièce qui avait été fermée. Il tournait toujours alors que d'autres machines avaient sans arrêt besoin d'être redémarrées ou réparées. Qu'est ce qui fait qu'une machine survit plus longtemps qu'une autre à l'effet du temps ? Il faut d'une part que le code, c'est-à-dire l'ensemble des logiciels puissent effectuer leur travail sans laisser des erreurs se produire, et si elles se produisent, que le système puisse y remédier. Ce travail est similaire à celui de l'ADN et à celui du système immunitaire : les erreurs arrivent, les parasites également, mais le système sait les traiter. Il a le bon code pour ça.

Une autre source de force dans la technologie et dans la nature est la distribution et la redondance. Rappelez-vous du pare-brise de la voiture qui résista grâce à un film supplémentaire, redondant. Dans le domaine informatique, je découvris des méthodes de stockage des données appelées RAID qui signifie en anglais *redundant array of independent disks* : une méthode de répartition des données en utilisant non pas un disque, mais plusieurs disques indépendants. Selon ce que vous souhaitez optimiser, vous pouvez distribuer l'information pour la plus grande performance, la plus grande fiabilité, ou un mélange des deux. On classifie les méthodes RAID par des chiffres. RAID 0 maximise la performance : on répartit l'information sur deux disques, ce qui permet de pouvoir lire les données deux fois plus vite. RAID 1 maximise la fiabilité : on copie les données du premier disque sur le second, qui a toujours une copie en temps réel au cas où le disque principal vienne à casser. RAID 5, avec trois disques on arrive à dupliquer l'information présente sur chaque disque en accélérant la vitesse de lecture de l'information – mais malheureusement pas la vitesse d'écriture. Enfin RAID 10, on combine RAID 1 et RAID 0. C'est la méthode la plus onéreuse car il faut quatre disques au lieu d'un. Mais cela permet la plus grande vitesse et en même temps une copie de l'information en cas de perte d'un disque. Ensuite on peut copier les données sur un autre site géographique en cas d'incendie, de tremblement de terre. Cela va très loin, mais fondamentalement c'est une méthode de distribution et de copie de l'information dans l'espace. Cette méthode est celle que la nature utilise depuis la nuit des temps : chaque individu d'une espèce porte l'information dans son génome, tel que si cet individu disparaît le reste de la population a une copie de cette information. La différence est que chacun de nous porte une information unique en tant que personne et être vivant. Même deux jumeaux n'auront pas un comportement identique.

Permettre à chacun de vivre libre en minimisant les hasards indésirables : émerveillons-nous sur la magie de l'aviation. Depuis quelques décennies nous pouvons voyager plus rapidement grâce aux avions. L'oiseau peut se déplacer là où peu d'animaux en sont capables en prenant le chemin des airs. Est-ce pour cela que les oiseaux sont les seuls descendants des dinosaures qui ont survécu à la grande extinction ? Ou est-ce dû à leur petite taille, demandant moins de nourriture et de ressources pour survivre ? Voler peut donner le vertige, la peur de ne pas être au contact du sol. Aujourd'hui nous prenons quasiment tous l'avion car la fiabilité des avions a fait des progrès significatifs. Revenons sur l'aspect de la performance et de la fiabilité : dans une course automobile on privilégie la rapidité avec juste suffisamment de résistance pour finir la course. L'incitation au résultat en découle : celui qui termine la course sans faire de podium n'est pas récompensé, même si la voiture termine avec la plus grande robustesse. Si la voiture la plus rapide casse juste une seconde après la ligne d'arrivée, peu importe. Pour les vols commerciaux qui transportent de très nombreuses vies c'est le contraire : la fiabilité passe avant tout souci de performance. Si l'avion traverse une zone de turbulence il ralentit. Mieux vaut perdre 10 minutes que risquer la sécurité du vol. J'ai récemment discuté avec un professionnel de l'aviation, mon ami Tony, qui vient d'acheter une nouvelle automobile avec la capacité de conduire toute seule. Ce changement technologique de l'automobile est fondamental : il a le potentiel de réduire énormément le nombre d'accidents de la route, estimés à plus d'un million de vies perdues par an. Hasard indésirable ? C'est en un, et la technologie va l'éliminer.

Tony remarque en premier lieu que les avions commerciaux, de nos jours, n'ont quasiment plus d'accidents avec fatalité, et que dans les rares cas où cela arrive le matériel n'est pas la cause. Plus souvent c'est l'erreur humaine qui en est la raison. L'industrie aéronautique a travaillé pour minimiser l'erreur humaine et son impact. Il y a de nombreuses régulations qui ne sont pas là pour des raisons bureaucrates, mais car elles permettent un processus testé et prévisible. Au contraire, les routes aujourd'hui laissent une grande marge de manœuvre au conducteur d'une voiture : excès de vitesse, dépassement agressif, la liste est longue. Un avion inclut un pilote et un copilote. Une voiture juste un pilote. Les piétons, l'environnement immédiat d'une automobile sont également une source de rapprochements et collision potentielle très rapides et imprévisibles. Ainsi, comme pour les avions, les causes d'accidents pour les automobiles ne proviennent pas forcément d'une casse de matériel. L'équipement est fonctionnel. C'est souvent l'erreur humaine qui produit ces hasards indésirables et parfois des tragédies. Lorsqu'une automobile est capable de détecter des objets ou des personnes bien avant que l'œil humain ne puisse le faire, la technologie éliminera ces accidents. Cette automobile sera capable d'agir bien plus rapidement que le réflexe humain : réduction supplémentaire du problème. Enfin, l'automobile fera moins d'excès de vitesse et de comportements dangereux – dans la mesure où l'ordinateur ne se fait pas pirater.

La technologie va éliminer petit à petit de nombreuses sources de hasard indésirable. Pour cela il faut inventer et tester rapidement sur ce qui est sans conséquence : si ça ne marche pas on apprend de l'échec et on itère progressivement. Pour ce qui est du matériel à mettre dans les mains de tous, on prend une approche plus conservatrice sur des technologies testées. Ainsi, l'industrie aéronautique fonctionne sur des cycles de plusieurs années. Les vendeurs prennent les commandes 5 ans en avance de la date de livraison, parfois plus tôt encore. Les avions développent la notion de distribution et de redondance : un avion a plusieurs moteurs. Certains se font approvisionner en carburant de deux sources indépendantes. Si un des carburants se trouve avoir un problème, on peut faire appel à un réservoir d'un autre fournisseur. Les circuits et l'équipement est aussi redondant. Si l'un casse l'autre est utilisable et il vient d'un fournisseur différent : on prend les deux pièces de vendeurs différents avec chacune une construction non-identique. Ainsi, si la cause de la panne du premier matériel est une faute de conception, le fait d'utiliser une conception alternative sur la deuxième diversifie le risque d'une panne en chaîne.

On juge parfois la science et le progrès avec enthousiasme et méfiance, comme si la modernité était par nature un ennemi. Elle ne l'est pas de facto. L'envol technologique fait partie du changement, de l'évolution de la vie organique fondée sur l'eau et l'oxygène vers une vie inorganique fondée sur l'électricité. À ce jour l'homme a toujours bénéficié du progrès pour devenir plus fort que les autres espèces. Ici c'est similaire dans un sens : la technologie va protéger des vies qui n'auraient pas pu être sauvées sans elle, réduisant le fatalisme. La technologie nous permet déjà de voyager à travers l'espace et le temps, et va permettre des explorations de plus en plus lointaines à l'homme. Cependant : les robots, nos enfants digitaux, seront plus intelligents que nous, plus forts physiquement, plus rapides, moins dépendants nutritionnellement. Alors l'homme est inquiet que les robots le dominent.

La solution à long terme est de construire des machines éthiques, et d'apprendre l'éthique aux machines. À nous d'être les parents d'une génération d'enfants digitaux qui une fois adultes seront conscients qu'avec plus de pouvoir on acquiert plus de responsabilités. Et pour donner l'exemple aux robots de demain il est Nécessaire que l'homme retrouve une relation symbiotique avec celle qui l'a conçu, avec son origine : la nature. Seulement en respectant notre origine pouvons-nous apprendre aux robots à respecter la leur.

Le sport comme expression

Je ne suis pas toujours à la hauteur de Chien Fidèle.
Mais j'essaie.

— Micah Fidèle

Nous avons discuté de la dose-réponse et des risques d'aller au-delà des quantités équilibrées. Mais si faire ce qu'on aime demande une dose plus grande, doit-on y aller ou pas ? L'histoire de Micah Fidèle nous amène sur les chemins du Nouveau Mexique aux Etats Unis, un homme qui poursuivit ses rêves à travers la course à pied dite d'ultra endurance. Christopher McDougall discute de l'ultra endurance et de la course à pied dans son ouvrage *Born to Run*, Né pour Courir, et parle de Micah.

Le retour à la nature. La relation avec son corps à travers le sport. La relation avec une communauté d'amis. Donner de soi. On peut définir son existence sur des valeurs qui nous amènent sur des trajectoires inattendues. Que la vie soit un peu plus longue ou peu plus courte, cela n'a pas d'importance. On ne cherche pas la longévité. On souhaite vivre libre.

Ce qu'on appelle l'exercice physique de nos jours est une activité souvent ajoutée à la vie quotidienne qui en comporte de moins en moins. Pendant des milliers d'années l'être humain a dû survivre en chassant, en construisant des abris lui-même, puis plus récemment avec l'agriculture. La modernité a rendu la survie plus facile dans les pays développés. Mais en facilitant la vie la modernité nous a enlevé les stimulations pour lesquelles nous sommes nés. *Born to Run* part de cette idée que nos gènes, notre corps et esprit ont perdu une partie essentielle, et que la course à pied constitue un moyen de reconnexion avec cette partie de nous.

McDougall concentre ses recherches sur une tribu du Nouveau Mexique qui vit en recul du monde moderne, la tribu des Tarahumara. On les qualifie de la tribu la plus sereine et la mieux portante au monde[45]. McDougall s'intéresse à cette tribu car c'est une tribu de coureurs, qui courent souvent en sandales, sans chaussures de sport, capables de faire de très longues distances sans se blesser. Il peut être difficile de pratiquer la course à pied en conservant son intégrité physique. C'est un sport d'impact ou chaque pas de course entre en contact avec le sol, qui renvoie la force de cet impact à travers la jambe et le corps. Quand on est grand et costaud comme McDougall, le défi est amplifié : ce dernier mesure 1m93 et pèse 105 kilos. Lance Armstrong, qui fit plusieurs marathons, notait en observant les coureurs de marathons les plus rapides que leurs jambes étaient fines *comme des stylos*. Moins de poids, moins d'impact. Le médecin du sport de McDougall, le docteur Torg, recommanda à McDougall de changer de sport : 8 coureurs sur 10 se blessent chaque année, quels que soient leur taille et leur poids, ce qui fait de la course à pied un des sports les plus élevés en taux de blessures.

La course à pied est quasiment un sport de combat avec le sol. En Aïkido on cherche à utiliser l'énergie de l'opposant plutôt que de l'absorber en impact. En course à pied c'est très similaire, on doit minimiser l'impact cumulatif du sol : le sol est

---

45   *Born To Run*, Christopher McDougall, Page 4

l'adversaire, et plus la distance est grande plus l'impact cumulé est fort. Bien sûr il y a des bénéfices dont celui de la fortification des os, entre autres choses. Mais au total les dommages sur le corps peuvent être bien plus importants. McDougall note que l'association américaine des chirurgiens orthopédiques prit position sur le sujet : « *la course à pied sur les longues distances représente une menace outrageante pour l'intégrité du genou* ». Le genou : une des articulations les plus complexes du corps humain. Une fois blessé il peut être très difficile à réparer ou guérir. Le genou est aussi une articulation essentielle pour que le reste du corps fonctionne : même marcher peut devenir douloureux. Cela n'arrête pas les millions de coureurs chaque année de continuer. Ainsi McDougall note : « *Courir réunit nos deux impulsions primitives, la peur et plaisir. Nous courons quand nous avons peur, nous courons quand nous sommes heureux, on court pour s'évader de nos problèmes et on court pour passer un bon moment*[46]. » Il est de même pour le cyclisme. On part en vélo comme on s'endort : on emmagasine de nouveaux souvenirs et on en efface d'autres. On part pour se remettre en contact avec la nature.

La tribu des Tarahumara porte un nom d'emprunt, celui que les conquistadors leur ont donné car ils ne pouvaient pas comprendre leur dialecte. Le nom historique de la tribu est *Raramuri*, qui signifie la tribu des coureurs. C'est une tribu non combattante. Plutôt que se battre contre les conquistadors, d'argumenter, ils comprirent rapidement qu'il valait mieux s'en aller. Ce sont cependant des chasseurs. La vie mange la vie, végétale ou animale – les plantes aussi sont des êtres vivants,

---

46   Page 11

on doit chasser pour survivre. La technique des Tarahumara provient de leur spécialité : la chasse d'endurance. L'idée est qu'un cerf, comme beaucoup d'autres animaux de chasse, court beaucoup plus vite qu'un humain sur une courte distance. Cependant, beaucoup d'animaux accumulent la chaleur en courant car leur morphologie ne leur permet pas de dissiper cette chaleur efficacement. Sur une longue distance l'humain peut rattraper l'animal et l'achever. Cela sous-entend qu'à l'époque où les Tarahumara chassaient ainsi ils n'avaient que des armes rudimentaires. Avec un arc et une flèche nul besoin de courir des kilomètres. L'outil fait le travail. Mais sans outil d'attaque à distance il faut suivre l'animal, le chasser sans qu'il échappe du regard. Imaginez une forêt, même une colline avec des hauts et des bas, un animal rapide peut vite échapper du champ de vision. Peu importe qu'on soit plus endurant, à ce moment-là il nous a eus. Dès la petite enfance, on apprend aux enfants l'importance de l'endurance. Les enfants entendent *« Tu es là car ton père peut courir plus longtemps qu'un cerf. Ton père est en vie car son grand-père pouvait courir plus vite qu'un cheval pendant la guerre*[47]. »

McDougall passa un temps et une énergie considérable sur un travail anthropologique et généalogique de la tribu des Tarahumara. Il alla trouver un des spécialistes des études sur la chasse d'endurance, le docteur Lieberman. Il retrouva dans les travaux de Lieberman le concept fondamental de garder l'animal en vue lors de la chasse. Le professeur Lieberman estime qu'il faut 10 à 15 kilomètres de distance avant que le cerf ne puisse plus avancer et s'écroule de fatigue et de chaleur

---

47   Page 32

sur le sol. Sur un terrain plat et en très bonne condition cela fait une heure de course à pied non-stop, à vive allure. C'est énorme, pour avoir la possibilité de capturer l'animal. Imaginez l'étape suivante : votre proie est à 15 kilomètres de distance de votre tribu. Il faut transporter la viande au retour. McDougall est sceptique. Cela pourrait être un mythe. Il trouve un autre aventurier, David Carrier, qui chasse les antilopes au Wyoming. Ils tentent une poursuite en conditions réelles, et s'aperçoivent d'une autre difficulté : une antilope n'est souvent pas seule, et une antilope ressemble beaucoup à une autre. Garder le contact visuel s'avère compliqué car croyant en garder une de vue il aperçoit une deuxième, puis une troisième, il pense que c'est le même animal mais il se trompe. Résultat : chaque antilope n'a que peu de distance à courir, elles se donnent en quelque sorte le relai. Ce ne sera qu'avec un troisième chercheur, le professeur Louis Liebenberg, un mathématicien qui étudia les bushmen du continent africain qui sont encore aujourd'hui capables de chasse d'endurance. Dans ces régions d'Afrique il n'y a pas de collines et les traces des animaux sont souvent visibles sur le sol. Il leur faut deux heures de course d'endurance pour épuiser un animal.

Malgré la perte de la pure chasse d'endurance chez les Tarahumara, le mythe persiste et la course à pied constitue l'unificateur de la tribu. C'est parmi cette tribu indienne que vit un homme blanc, qu'ils nomment *Caballo Blanco*, Cheval Blanc. Que fait-il ici ? L'attention de McDougall sur la course à pied, sur la généalogie d'une tribu de coureur, se tourne vers ce Caballo Blanco. Il commence sa recherche en demandant où le trouver dans le village. On l'envoie chez une vieille dame, qui le met en garde : « *Faites attention. Je le connais. C'est un boxeur qui est devenu fou. Un homme est mort et il est devenu fou. Il peut vous tuer de ses mains*[48]*.* ». McDougall s'en va et la vieille dame lui rappelle : « *Il est fou* ». Caballo Blanco se trouve avoir plusieurs surnoms. Il est connu de la communauté des coureurs d'ultra endurance et des éditeurs du magazine Ultrarunning. McDougall apprend que son nom de coureur est Micah Fidèle. Je traduis de l'anglais Micah True. Micah avait envoyé deux articles au magazine. Ce dernier décida de ne pas les publier. Plutôt que les articles populaires de motivation et de technique de course, Micah avait composé ce que les éditeurs considéraient comme « *une dissertation sur la fraternité, le karma et les gringos qui veulent s'en mettre plein les poches* [49]». Pour le magazine Ultrarunning cela leur parut hors du sujet de la course à pied.

Micah Fidèle, Caballo Blanco étaient des surnoms et contrairement aux rumeurs il n'était ni fou ni dangereux. Il en irait même du contraire. McDougall se porte sur la généalogie de Micah – la course à pied s'inscrit dans un parcours spirituel, pas seulement sportif. Né Michael Randall Hickman, Micah grandit avec un père militaire et déménagea souvent lors de son enfance. Michael dut apprendre à se défendre physiquement tôt dans sa jeunesse. Il savait bien se battre, alors il commença à boxer pour gagner quelques dollars, payer sa scolarité et ses études de religions asiatiques et d'histoire des communautés indiennes d'Amérique du Nord. Il partit pour Hawaii quelques années, et revint en adoptant son surnom de Micah Fidèle : Micah, pour le courage de bataille du vieux prophète, et Fidèle comme son compagnon, Chien Fidèle. « *Je ne suis pas toujours à*

---

48   Page 46
49   Page 118

la hauteur de Chien Fidèle. Mais j'essaie[50] ». C'est un jour dans un match de boxe que son adversaire atterrit au sol sans se relever, et que Micah abandonna le sport de combat définitivement pour la course à pied. Micah était un pacifiste, un homme sensible, qui fut choqué par ce match à l'issue fatale. Il décida de tout laisser tomber et de s'éloigner de la modernité, de faire non seulement de l'endurance, mais de l'ultra endurance, des courses plus longues que les marathons. Ce n'était pas une question de fitness. C'était une thérapie. Nous courons pour aller de l'avant. Nous courons aussi pour oublier.

Il s'éteint à l'âge de 58 ans. On trouva Micah dans la nature, sur un de ses sentiers d'entraînement, sans vie après une probable crise cardiaque. Son autopsie indiqua une malformation du cœur. Une possibilité est qu'il ait vécu toute son existence en athlète de haut niveau avec cette condition. Une autre possibilité est une dose hormétique excessive. Courir des distances si longues et si souvent aurait-il eu un effet néfaste ? Nul ne le saura. C'est prophétiquement quelques années avant que McDougall citât Micah dans son livre : « *Quand je serai trop vieux pour travailler je ferai ce que Geronimo aurait fait si on l'avait laissé en paix. Je m'en irai vers les canyons profonds et trouverai un endroit tranquille pour me coucher*[51] ».

Le sport extrême n'est pas fondamentalement une activité physique. C'est une expérience métaphysique. Micah reste dans ma mémoire comme un être généreux, passionné, compassionnel, une inspiration pour le sport en tant qu'acte intrinsèque. Il cherchait à vivre libre.

---

50   Page 276
51   Page 281

Prendre la vie sans trop de lourdeur

Quelle attitude prendre face à l'incertitude et les défis que nous lance le destin ?

Le docteur Wareham note que la vie a ses saisons et qu'il lui fut souvent nécessaire de ne pas stresser excessivement sur les évènements. Selon lui le stress est un luxe qui n'apporte rien. J'ai souvent trouvé Marchand jovial, mais il nota plus d'une fois que le plus dur quand on vieillit est de voir partir ses proches, et lui, de rester là. On ne peut prendre les choses avec légèreté que jusqu'à une limite. Nous sommes humains, parfois on a mal, et c'est comme ça.

Dans un autre domaine Felix Kjellberg est un bloggeur vidéo sur la chaine Youtube, et amuse une grande partie de l'internet de façon régulière. Il note qu'en produisant un travail quotidien il est nécessaire de garder la spontanéité, et qu'inévitablement on fait des boutades qui ne plaisent pas à tout le monde, que ce sont des choses qui font partie d'une approche candide, naturelle, légère. L'imperfection comme ingrédient non choisi de la créativité. A tout prendre trop au sérieux et avec lourdeur on se fait d'abord mal physiquement à cause du stress. On s'auto-sabote. Nous devenons notre propre obstacle en pesant le poids des choses sur lesquelles nous avons peu d'influence. En réfléchissant trop on ne fait plus rien. En stressant excessivement l'enthousiasme et la spontanéité disparaissent.

Traiter les autres comme soi

La relation d'un coach et celle d'un athlète me semble une illustration appropriée d'une recherche de liberté et d'incarnation d'une théorie hédoniste : aider l'autre à obtenir des résultats sans l'amener dans les plaisirs qui précèdent les déplaisirs.

Considérons le cas du dopage : le sport soumet les sportifs du plus haut niveau à aller chercher la performance physique plus loin dans le cercle défini du règlement. Le matériel doit être dans les normes. Le corps doit suivre la même règle. Il n'est pas possible de fabriquer naturellement un taux inhumain de globules rouges dans le sang. En prenant les produits adéquats cependant, on y arrive. Plus de globules rouges signifie une plus grande capacité à transporter l'oxygène, un des facteurs importants de performance physique. Le contrôle anti-dopage est nécessaire pour éviter la tricherie, d'une part. Cette nécessité demande de mesurer les capacités de base des athlètes pour détecter le recours aux substances interdites. C'est chose difficile.

Si un taux normal ne peut être légalement au-dessus de la valeur 100 et qu'un athlète obtient un score de 99.9, techniquement il n'est pas dopé. Par contre si le score est 100.1, techniquement il est dopé. Les petits malins qui arrivent à rester juste à la limite passent à travers, tandis que les autres se font prendre. Les pro-doping savent s'adapter, passer au travers des tests, alors qu'en même temps les autorités progressent également et mettent au point de meilleurs tests. C'est un jeu de chat et de souris similaire aux hackers informatiques et aux entreprises de sécurité technologique.

Dans le cas du dopage les drogues et autres modifications physiologiques peuvent avoir des conséquences néfastes sur la santé du sportif. Le coach doit en être conscient et informer son protégé des risques dont il est au courant. De la même façon qu'Hippocrate fonde son éthique sur la nécessité du patient de s'informer et de décider, le coach est comme un docteur, un parent ou un ami. Il n'est pas là pour prendre une commission sur les victoires des 5 prochaines années en compromettant le bien-être de son athlète ou de son équipe – à moins que ces derniers le fassent en toute connaissance et conscience.

L'éthique de l'aventure demande de ne pas traiter les autres d'une manière qu'on trouverait inacceptable soi-même. On en est pas à chercher un résultat, une destination. On en est à chercher une façon de parcourir un bout de chemin ensemble, partageant les bénéfices et les risques.

(x) et f(x) : vers une culture d'adaptabilité

Un monde en mouvement nous demande de nous adapter constamment. Cela commence par *vouloir* changer, et avec du travail, de l'écoute, une part de chance, on arrive à *pouvoir* effectuer ce changement. Dire que quand on veut, on peut, c'est optimiste et il faut l'être. Mais les concepts de vouloir et pouvoir ne sont pas tout à fait équivalents. On peut prendre un concept de base de mathématiques, celui d'une équation. Une équation est une transformation par une formule d'une valeur (x) en une autre valeur qu'on appelle f(x), la fonction, dont le résultat est le symbole y=f(x). Prenons (x) comme ce dont on est capable. (x) c'est vouloir et faire, ce n'est pas seulement un rêve ou une volonté, cela inclut une action. f(x) est le résultat de cette action dans le monde réel. Nassim Taleb note qu'on ne contrôle pas f(x), c'est-à-dire que ce qui advient d'un travail réalisé n'est pas tout à fait clair ou compréhensible a priori. Non pas qu'il faille ignorer le résultat ou essayer de comprendre le processus. Bien sûr il faut étudier ce qui amène au résultat désiré. Ceux qui ont réussi avant nous, les modèles théoriques, pratiques, notre propre expérimentation, tout y contribue. Mais au final, le succès n'est pas une garantie. La certitude c'est ce qu'on contrôle, c'est donc (x). S'adapter c'est chercher à adapter (x). On ne contrôle pas le vent lorsque nous sommes sur un bateau à voile. On peut contrôler comment on oriente les voiles. En d'autres termes, vivre libre c'est vivre sur l'axe horizontal (x) en se souciant du résultat, mais en sachant que s'il arrive on peut être joyeux et s'il n'arrive pas on peut être joyeux aussi. C'est l'indépendance de f(x). Victor Hugo disait, *qui n'est pas capable d'être pauvre n'est pas capable d'être libre*. Ce n'est pas une phrase pessimiste ou déterministe suggérant que les pauvres sont riches. Plutôt, être libre peut amener à la richesse mais pas forcément. On peut rester fidèle à nos principes les jours avec et les jours sans.

Faire ce que l'on peut. C'est déjà beaucoup.

Les ressources de la passion

Si on considère les quêtes existentielles comme des objectifs, une philosophie de métaphysique inclut une méthode pragmatique. Nous avons discuté de la méthode de calibration, c'est-à-dire de gestion de l'énergie nécessaire, de la dose et du temps. Une ressource de la passion est la petite voix de Coelho. La passion d'aller où ? De faire quoi ? Pour qui ? On peut considérer cette voix comme l'objectif d'un exercice de gestion de performance et les étapes vers cet objectif, et comme le résultat est incertain divisons les choses en trois catégories.

Prenons l'exemple de la course de marathon : une personne souhaite courir un marathon en moins de 4 heures. Le résultat escompté est une fonction métaphoriquement mathématique, d'une série de séances d'entraînement. S'entraîner ne garantit pas la performance. On a donc :

Y = temps du marathon le jour de la course.

Grand X = mesures physiologiques de performance qui rendent le résultat *possible*.

Petit x = chaque séance, chaque repas pour s'adapter à l'endurance et améliorer les mesures physiologiques.

Nous obtenons Y=f(X), approximativement, et X=f(x), également approximativement.

Ces notions ne représentent évidemment pas des transformations mathématiques exactes mais une métaphore du processus. Y, le résultat, est une inconnue. On a peu de certitude sur le futur : on peut se blesser la veille de la course. Il peut faire une canicule le jour de la course, ralentissant considérablement tous les coureurs. On peut avoir une crampe d'estomac. En revanche le ou les grands X sont des résultats intermédiaires plus atteignables avec le travail. Par exemple si un des objectifs intermédiaires X est d'augmenter son temps de course sur 1500 mètres on peut mesurer cela plus souvent qu'une distance de 42 kilomètres qui ne peut se mesurer que très rarement du fait du coût physique de l'effort. Un autre objectif X peut inclure une augmentation de la distance hebdomadaire courue vers 60 à 80 kilomètres par semaine en milieu de programme. Un autre objectif X sera de mesurer le VO2Max, qui est la quantité maximale d'oxygène que le corps peut transporter. Cette mesure est souvent corrélée avec le temps sur 1500 mètres. De même, le temps sur 1500 mètres est prédicteur du temps de marathon, dans la mesure où l'on fait le travail d'endurance en parallèle. Enfin, on peut mettre un dernier grand X avec le but intermédiaire de terminer les séances d'entraînement longues sans maux d'estomac en expérimentant avec différents aliments.

Chaque objectif intermédiaire X a son incertitude, mais c'est beaucoup plus tangible. Donc pour chaque grand X, de petits x : pour arriver à un 1500 mètres correct, 3 séances de renforcement musculaire par semaine, 1 séance de course de vitesse, exercices de musculation, etc. Chacun de ces « ingrédients » constitue un petit x. Il doit être dans notre contrôle de trouver le temps pour chaque séance. C'est ce qui fait la beauté des petits x : ils sont autant que possible sous notre contrôle. Ensuite, advienne que pourra. Avec le travail sur les petits x, on a une bonne chance d'arriver le jour de course avec les valeurs cibles pour les grands X : un bon VO2Max qui correspond à son objectif de performance, une alimentation qu'on a testée pendant plusieurs semaines et qui fonctionne avec notre système digestif pendant les 3 à 4 heures de course. Avec les grands X accomplis, vous avez une bonne chance de réussir votre aventure Y, une aventure par définition incertaine mais planifiée.

Ce type d'aventure planifiée ne constitue pas toutes les situations où nous nous aventurons, où nous errons librement d'une pensée à un autre, sans but précis. La liberté est parfois un exercice qui ressemble à la planification industrielle : opérer des changements, bâtir des choses. Parfois la liberté prend une autre forme, celle de notre nature humaine imprévisible, qui semble contredire ce que nous pensions, mais nous sommes faits ainsi : nous sommes des êtres contradictoires. Amusons-nous de ceux qui pensent qu'ils ne changent jamais d'avis.

Quant à tout lâcher pour sa passion, ou la pratiquer en loisir quelques heures par jour pendant qu'on continue une carrière, une vie plus « robuste », il n'y a pas de bon ou mauvais conseil. Seulement vous pouvez peser les bénéfices et les risques de chaque possibilité.

Les approches de la passion

Quand il pense à *Dieu, je pense à mes freins.*
– Alain Prost

Les voitures qui se conduisent automatiquement constituent le futur. Un futur avec moins d'accidents. Mais c'est aussi un futur dans lequel les humains ne conduisent plus la voiture ! Vous aimez conduire ? Si oui vous n'êtes pas seul. Dès la petite enfance nous sommes exposés à la vitesse, aux jouets, aux courses de voiture, et quand on grandit on reproduit ses rêves d'enfants sur la route ou sur la piste de karting. Pour la plupart d'entre nous conduire une voiture à ses limites constitue un loisir, une activité occasionnelle. Une des modalités peut être de conduire efficacement : accélérer sans délai, freiner progressivement, être prévisible pour les autres conducteurs. La prévisibilité est un facteur important : vous devenez évitable ! Le conducteur imprévisible, au contraire, surprend son environnement. C'est bien pire que stopper sa voiture au milieu d'une rue. Quand vous êtes arrêté au milieu, on vous voit de loin. Les autres voitures klaxonneront peut-être, les gens se plaindront que vous êtes au milieu. Mais ils auront tout le temps de ralentir et de s'arrêter car vous êtes visible et à ce moment, immobile. Si par contre une voiture jaillit de nulle part en une fraction de seconde, il n'y a aucun ajustement possible pour qui que ce soit. Recette pour collision.

Pour une toute petite minorité la conduite automobile devient une profession. La passion devient un travail. Ce fut le cas pour deux pilotes des années 1980-1990, Alain Prost et Ayrton Senna.

En évoluant, les pilotes doués et performants passent du karting aux formules, qui arrivent aujourd'hui à la catégorie centrale de la Formule 1. Dans les années 80 le propriétaire de l'équipe la plus performante, Ron Dennis, décida de recruter deux équipiers en les mettant à égalité de ressources. Une équipe de Formule 1 compte deux pilotes, deux voitures sur chaque course. Souvent la structure d'une équipe est hiérarchisée : l'un occupe le rôle de leader et a plus de ressources. L'autre pilote doit aider son coéquipier en se plaçant derrière, en bloquant les autres concurrents. Les règles sont parfois tacites. Pour le plaisir des spectateurs on ne communique pas ouvertement les rôles de chacun, mais ça fonctionne comme ça. Le pari de Ron Dennis fut de recruter deux leaders qui allaient se battre tout en étant coéquipiers, sans que l'un n'ait plus de ressources ou de consignes de course que l'autre. Il recruta Prost et Senna.

L'approche de Prost était méthodique : il pensait comme un ingénieur. Une voiture a une limite physique. Le rôle du pilote est de l'amener aussi près que possible de cette limite, asymptotiquement. Prost calculait que le championnat comporte entre 15 et 20 courses sur une année, et que le seul le classement final compte pour être numéro 1. Le système de point à chaque course donne des points au gagnant, mais aussi au second, au troisième, ainsi de suite. Donc quand on est troisième au milieu d'une course on doit faire un choix. Première option, tout risquer pour gagner cette course, ce qui veut dire peut-être finir second, peut-être premier, mais aussi peut-être casser sa voiture, aller trop vite dans un virage et sortir de piste, tout perdre pour cette course. Souvent, Prost décidait qu'il valait mieux minimiser les risques et finir troisième en marquant des points, pensant au championnat. Tous ces points s'accumulaient, et en fin de saison, cette accumulation régulière lui donnait l'avantage. Il ne pensait pas à gagner une course parce que tout d'un coup, il lui passait par la tête de vouloir rattraper son rival 5 secondes devant lui. Il calculait les points, les risques et bénéfices, le résultat final. Certains reprochaient à Prost de n'être pas assez combatif, pas assez agressif. Le public attendait parfois de lui qu'il fasse des choses folles. Prost garda son calme et son courage. Ralentir d'un dixième de seconde par tour n'élimine pas tous les risques de la course automobile. Peut-on exercer une passion de façon mesurée ? Il en donna l'exemple.

Ayrton Senna adoptait une approche radicale : prendre tous les risques. On le remarqua très tôt dans sa carrière pour sa conduite quand il se mettait à pleuvoir. Quand il pleut, piloter une voiture de course devient plus difficile. On perd la visibilité, la voiture devient plus délicate à manœuvrer car l'adhérence est bien moins prévisible. Une majorité des pilotes ralentissent le rythme afin d'éviter de sortir de piste. Senna ralentissait aussi, mais moins, ce qui le rendait nettement plus rapide sous la pluie. Il allait plus loin que passer les concurrents sous la pluie. Il mettait ses concurrents en danger en forçant les dépassements. A cette époque les voitures de Formule 1 n'étaient pas aussi protégées qu'aujourd'hui, et les roues situées extérieurement du châssis constituaient les points de contacts entre les autos. Senna insérait sa voiture pour dépasser même quand il n'y avait pas la place, au risque de projeter sa voiture et celle qu'il attaquait en l'air, à plus de 200 km/heure. Il se faisait traiter de fou, mais il recommençait. Les pilotes savaient que quand Senna se pointait dans leurs rétroviseurs il fallait s'écarter ou il allait risquer deux vies dans le virage suivant. Senna défendait ses manœuvres : « *si vous êtes un professionnel ça fait partie de votre métier. Si vous n'êtes pas prêt à attaquer constamment alors vous n'êtes pas un pro* ». Il jouait avec sa propre vie, pas juste avec celle des autres. Le public aimait voir Senna conduire : les spectateurs savaient qu'il allait se battre, faire le spectacle. Il y deux façons d'analyser Senna. Une première est celle de la passion. On a envie d'aimer la prise de risque. J'étais un enfant quand ces courses se déroulaient, et même si Prost était français je pensais que Senna, le brésilien, avait raison. C'est une course, pas une file d'attente ! Senna était très croyant. Il invoquait sa relation avec le divin pendant et après les courses. Il pensait, littéralement, que Dieu était de son côté. Conclusion logique de penser ainsi : les autres pilotes n'avaient donc pas Dieu de leur côté. Il pensait que toute limite pouvait être repoussée, même si au fil du temps les progrès devenaient asymptotiques.

Comme Prost était son coéquipier et concurrent, Senna se fit une obsession de le battre. Sur la dernière course d'une saison les deux pilotes étaient si proches par le total des points que le vainqueur de la dernière course gagnerait le championnat. A mi-course Prost était devant lui, à son habitude Senna tenta de dépasser là où il n'y avait pas la place. Prost ferma l'ouverture, les deux autos sortirent de piste. La voiture de Prost fut endommagée, mais Senna demanda au staff sur le bord de piste de pousser sa voiture, il repartit et gagna la course. Pas si vite : les autorités le disqualifièrent car les commissaires de course ne devaient pas intervenir pour l'aider à repartir. Prost fut champion cette année. L'année suivante, même situation : c'est encore la dernière course qui définit le gagnant de la saison. Mais cette fois-ci Senna avait quelques points d'avance. Il n'eut qu'à entrer en collision avec la voiture de Prost au bout de la première ligne droite, à pleine vitesse, pour que les deux autos terminent dans le bac à sable. Senna fut champion du monde cette année-là.

Ce qui parut parfois surréaliste dans ces courses le devint par hasards successifs. Prost prit sa retraite à la fin de l'année 1993, après avoir remporté le championnat cette saison. Il eut la sagesse de partir sur une victoire. En 1994 Senna continua, faisant face à de nouveaux concurrents : plus jeunes, très rapides, mais sans Prost ce n'était pour lui plus la même chose. Son ennemi principal avait disparu. Il était de coutume que le vendredi, pendant les essais, le pilote en tête fasse un commentaire du tour en caméra embarquée. Ce jour-ci Senna commença le tour en saluant Prost en disant au micro, *"Un bonjour spécial à mon ami Alain. Tu me manques Alain"*, avant de s'élancer et passer aux commentaires techniques sur chaque partie du circuit. Pendant la séance de qualification du samedi, un accident se produit comme la Formule 1 n'avait pas connu depuis 12 ans. Un des pilotes, Roland Ratzenberger, perdit la vie en percutant un mur. Son aileron avant se brisa, se glissant sous la voiture, l'entrainant tout droit. C'est un phénomène extrêmement rare qui n'aurait pas dû se produire. Comme toute la communauté de ce microcosme, Senna fut choqué. La course prit place le lendemain, et il partit en première place. Alors qu'il allait à pleine vitesse, suivi par Michael Schumacher, en une fraction de seconde c'est sa voiture qui tire tout droit dans une courbe à très grande vitesse, très près du mur. La voiture le percute sans qu'il ne puisse réagir. Comme mes amis qui regardaient cela en direct, comme des millions de spectateurs, j'étais incrédule voyant l'hélicoptère médical transporter Senna, inconscient. Ce premier mai 1994 fut son dernier jour.

La cause de l'accident de Senna fut une rupture de la colonne de direction, qui relie le volant à l'axe de direction des roues avant. Il cassa, ce qui ne s'était jamais produit, au pire moment : vitesse maximale en courbe. Il n'y eut aucun accident fatal pendant 12 ans, puis deux sur le même grand prix, mais dont les causes n'ont rien à voir l'une avec l'autre : les pièces qui ont cédé étaient différentes, l'endroit de la piste n'était également pas le même. Cela n'avait, d'autant plus, rien à voir avec le goût que Senna avait pour le risque car il ne faisait rien de particulièrement inhabituel à ce moment. Les superstitieux invoquaient qu'il avait utilisé tout son capital de chance, après tous les accidents dont il était sorti indemne. Pourtant il n'y aucune raison de chercher une explication quand les événements apparaissent invraisemblables.

Les moments comme ceux-ci n'ont pas besoin d'exister pour qu'on vive une passion. Quand ils adviennent, on invoque le prix à payer. C'est l'exception que nous remarquons tous alors que bien d'autres fois, il ne se passe rien. Le doute doit être utile pour la prévention, pour l'amélioration, mais, pour boucler la boucle, pas pour qu'il nous paralyse pour se lancer à l'aventure.

Comment souhaitez-vous exprimer votre passion ? Vous pouvez adopter un style Dionysiaque comme le faisait Senna, prenant tous les risques. Risque qui, par nature, est souvent là où on ne l'attend pas. Ou gérer l'incertitude de façon plus pondérée, sachant que la sécurité parfaite n'existe pas, qu'elle représente une illusion confortable.

Vivre une passion c'est interagir avec le monde de manière parfois moins rationnelle. L'approche hédoniste nous rappelle que nous ne sommes pas seuls. Y a-t-il des choses qu'on ne fait pas, même au nom de la passion ou de la liberté ? A chacun de décider. La réponse ne dépend pas du résultat, mais fondamentalement, d'un choix éthique.

Voyageurs

omment exister robuste et libre dans un monde fragile en constant changement ? Cette question constitua la plateforme de cet ouvrage et de cette discussion.

Tout est en mouvement : l'univers, les planètes, la vie. Nous sommes des voyageurs face à un changement constant qui s'effectue autour de nous, face à un changement que nous créons. A nous de séparer les fragilités nécessaires, celles de vivre une aventure choisie, de donner de soi, et de réduire les fragilités inutiles qui n'ont pas lieu d'être. C'est le point central d'une approche hédoniste du risque, d'une culture du risque. La robustesse n'est pas qu'une question de force, de fragilité ou de longévité, c'est une question de ce qui vous importe. Ce pour quoi vous êtes prêts à dépenser cette force.

Le Nécessaire est un fil directeur qui donne un sens à notre existence. Un fil directeur exigeant, une asymptote. On ne fait jamais tout ce que l'on peut faire pour les autres et pour soi-même. Il y a toujours de quoi améliorer, autant qu'il y a toujours de quoi réaliser sa chance. On peut être aveugle de cette chance, passant toute une vie en manque. Ou au contraire, choisir un état d'esprit de surplus : surplus de reconnaissance du temps et de l'amour que nous avons reçus, surplus d'enthousiasme à transmettre, surplus d'énergie pour désirer l'instant présent. La force n'est durable que lorsqu'elle devient partageable. Nous sommes des nomades, de passage.

A nous d'aimer chaque moment. Vous avez du talent et du temps devant vous. Profitez de ce don. Merci d'avoir lu ce livre et d'avoir passé ce moment ensemble. Et à bientôt.

Remerciements

Ce livre prit forme petit à petit grâce à de nombreuses personnes. En particulier pour leur amitié les écrivains Robert Marchand, Rossana Copler, Nassim Taleb, Véronique Billat, Vadim Rossman, Dan Buettner, et ma famille.

Un grand merci également à mon éditrice Marion et toute l'équipe de publication d'Amazon.